汽车维修职场健康与安全
（学生用书）

（第3版）

主　编　赵计平

副主编　李维德　何　力

主　审　李时雨

U0379575

重庆大学出版社

内 容 提 要

　　全书共分 4 个单元,包括遵守职业健康安全条例、辨识危险与评价风险、预防事故与控制危险的策略及执行应急救援程序等内容。每个单元均设有学习目的、学习资源,采用了案例分析、项目任务等各种学习活动,体现了以"学习者为中心"的思想,从图片和语言上激发学习者的思维和参与的积极性。本书将渐进性鉴定和终结性鉴定与学习活动相结合,每个单元设置了自测题和单元鉴定单,有利于学习者及时了解自己的学习状况,提高学习者学习兴趣和自信心。同时每个单元设有单元学习评估表,对教师的教学方法和学习材料给予及时的评估,有利于教师提高教学质量。本书的材料取材广泛,内容新颖,符合汽车维修行业发展步伐,使学习者在完成该科目能力鉴定后,能获得进入实习车间进行实践的许可证。

　　本书可作为中等、高等职业学校汽车维修相关专业教学培训的师生用书,也可作为汽车维修行业初、中、高级技术工种及相关企业员工的专业培训用书,也可作为职业自学者、下岗职工及进城务工人员技能培训的学习用书。

图书在版编目(CIP)数据

汽车维修职场健康与安全/赵计平主编. —3 版
. - - 重庆:重庆大学出版社,2020.4(2024.8 重印)
中职汽车运用与维修专业系列教材
ISBN 978-7-5624-3634-8

Ⅰ.①汽… Ⅱ.①赵… Ⅲ.①汽车—车辆修理—劳动
保护—中等专业学校—教材②汽车—车辆修理—安全技术
—中等专业学校—教材 Ⅳ.①X931

中国版本图书馆 CIP 数据核字(2020)第 057396 号

汽车维修职场健康与安全
(学生用书)
(第 3 版)
主　编　赵计平
副主编　李维德　何　力
主　审　李时雨

责任编辑:彭　宁　李定群　　版式设计:彭　宁
责任校对:谢　芳　　　　　　责任印制:张　策

*

重庆大学出版社出版发行
出版人:陈晓阳
社址:重庆市沙坪坝区大学城西路 21 号
邮编:401331
电话:(023)88617190　88617185(中小学)
传真:(023)88617186　88617166
网址:http://www.cqup.com.cn
邮箱:fxk@cqup.com.cn(营销中心)
全国新华书店经销
重庆市国丰印务有限责任公司印刷

*

开本:787mm×1092mm　1/16　印张:7.75　字数:193 千
2020 年 4 月第 3 版　　2024 年 8 月第 14 次印刷
ISBN 978-7-5624-3634-8　定价:25.00 元

前　言

本书是根据指导性文件《汽车维修技术人员培训能力标准》中的核心能力标准《QTP-BC001 确认维修技术标准和安全操作规范》、《QTPBC007 运用安全工作条例》、《QTPBC011 在汽车机械维修中贯彻环保法规》、《QTPB013 实施工作场所实作活动》，并结合教育部《面向 21 世纪教育振兴行动计划》，中等职业学校《汽车运用与维修专业教学指导方案》和劳动部《汽车修理工国家职业标准》编写而成的。

本书借鉴了国际职业教育的先进理念，突出"以行业需求为导向、以能力为本位、以学生为中心"的原则。该科目的开设体现了"以人为本"的人文理念，它是专业能力学习的首选，初学者只有在完成该科目能力鉴定后，才能获得进入实习车间进行实践的许可证。因此，根据初学者对职场认识程度肤浅的特点，确定学习目标；充分利用现代化教学资源，设计实施以学生为中心的、灵活的开放式教学活动和丰富多样的教学手段，完成教学目标。教学重点突出遵守职场健康与安全的具体步骤，将人身健康知识与安全技能并重，开发多种鉴定工具，促使学习者达到能力标准的要求。

本书共分为 4 个单元。主要学习有关员工健康与安全的有关法规和规定，了解职业健康安全管理体系中国家、企业、个人在安全生产中的责任与义务；学会危险辨识和风险评价，从员工对安全生产履行义务的角度出发，能够正确地实施个人防护用品、设置安全装置、清洁与布置工作区域、人工搬运与起重技术和维护设备等安全预防与控制措施的技能；当遇到重大事故发生时，能够执行通告程序、报警系统、紧急疏散、火灾消防和填写事故报告等应急救援程序的能力。

本书可作为中等职业学校汽车维修相关专业教学培训的师生用书，是汽车维修行业初、中级技术工种及相关企业员工的专业培训教材，是职业自学者的学习用书，也可作为下岗职工、农民工技能培训(初级工、中级工)的教学材料。

本书的建议学时数为 40 学时。

本书由赵计平担任主编，由李维德、何力担任副主编。书中第一单元由何力、严明、朱庆编写，第二单元、第三单元由赵计平编写，第四单元由李维德、刘渝、杨茵编写。由职场健康安全专家李时雨先生担任本书的主审。

由于编者水平有限，书中不妥之处难以避免，恳请读者批评、指正。

编　者
2020 年 4 月

目　录

绪　论

（1）科目学习目标

根据 GB/T 28001—2001《职业健康安全管理体系规范》，结合《汽车维修技术人员培训能力标准》中的核心能力标准《QTPBC007 运用安全工作条例》，本科目围绕实施基本安全操作程序和实施紧急操作程序所必需的能力进行编写，本科目的学习，力求为员工和客户及其他人员维护一个安全的职场。本科目的学习能够帮助你获得以下方面的能力：

基 础 知 识

1）工作效率、员工精神、客户联系和职场健康安全的知识。

2）汽车技术知识。

3）职场健康安全法规的知识。

4）实施安全手动搬运的知识。

5）选择和应用灭火器的知识。

6）搬运危险商品和化学物品的知识。

7）关于职场报告程序的知识。

基 本 技 能

1）有效地与相关工作人员和客户进行交流。

2）确认和鉴定危险工作环境，并采取措施，向相关人员报告。

3）使用灭火器。

4）安全搬运和贮存危险的商品和材料。

5）实施安全手动搬运操作步骤。

6）在工作中正确地使用设备的安全功能和操作程序，安全有效地操作设备。

7）执行工作场所的疏散程序。

（2）学生用书适应的学习对象

本学生用书主要指导具有初中以上文化程度，从事汽车维修行业的初学者获取职场健康安全方面的能力。

（3）学习前应具备的能力

在开始学习这个科目之前，学生必须具有以下能力：初中语文、数学、物理和化学等科目的知识和实验技能。

（4）科目学习方法

1）章节学习内容和学习方法建议

各章节的学习内容和学习方法建议如表 1 所示。

表1

章节名称 (能力要素)	学习内容 (能力实作指标)	学习方法建议						
		叙述式	互动式	小组讨论	案例分析	角色扮演	演示示范	现实模拟
单元1 遵守职业健康安全条例	1.1 职场健康安全的定义	√		√	√			
	1.2 遵守健康安全法规和法则	√		√	√			
	1.3 法律赋予的责任		√	√	√	√		
	单元鉴定							
单元2 辨识危险与评价风险	2.1 认识危险评价程序的重要性	√						
	2.2 辨识风险	√	√	√	√	√		
	2.3 评价风险	√	√	√	√			
	单元鉴定							
单元3 事故预防与控制危险的策略	3.1 预防事故及控制风险措施	√	√	√	√			
	3.2 按规定穿戴个人防护用品、用具		√	√	√	√	√	√
	3.3 识别安全标志		√	√			√	√
	3.4 实施正确的人工搬运步骤		√	√		√		√
	3.5 遵守使用机器设备和清洁工作场地的安全程序	√	√	√		√	√	√
	单元鉴定							
单元4 执行应急救援程序	4.1 认识事故应急预案的级别和基本应急程序	√	√	√	√			
	4.2 执行紧急情况报警程序		√	√	√	√	√	√
	4.3 执行紧急疏散程序		√	√			√	√
	4.4 执行火灾消防程序	√	√	√	√	√	√	√
	4.5 了解事故报告程序和填写事故调查报告		√		√			
	单元鉴定							

2)学习步骤

学生可以按照学习材料在课堂上学习,也可以根据自己具备的基本能力,按照学习材料自己制订学习计划进行学习。其学习步骤如图1所示。

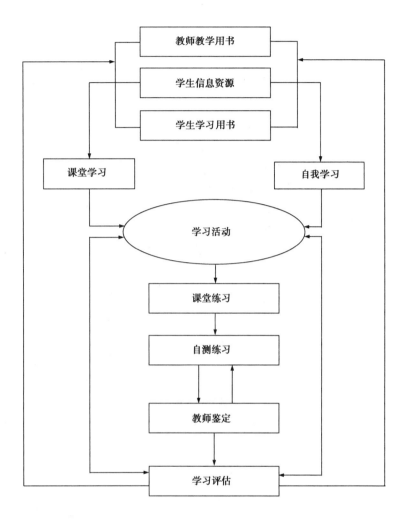

图 1

学生的学习步骤如下：

第 1 步：当你打开学习用书：

①学生用书指导（图标提示）你应该做什么。

②学生用书中的问题考察你的知识点。

③回答学生用书中的问题。

④请你的教师鉴定你的学习效果。

第 2 步：当你完成理论知识部分问题后：

①进行下一步活动（实作）。

②找到你需要的工具和设备。

③完成学生用书中涉及的实作任务。

④让教师鉴定你的工作，这时鉴定内容包含所有文档中的任务。

注意

当你有下列困难时,你的教师将帮助你成为有能力的汽车维修技术人才。
- 理论知识。
- 查找资源。
- 理解和完成实作任务。
- 理解你为何必须做某些事。
- 任何其他问题。

请记住:你一定要告诉你的教师寻求帮助。

3)图标介绍

在学习中,应根据书中图标提示的学习步骤及要求进行教与学,如表2所示。

表2

学生用书(教师用书)中的图标	图 标 含 义
	学习目的
	学习资源
	设备
	学习步骤
	实际操作和学习活动
	单元鉴定
	警告、注意
	单元学习评估

（5）科目学习鉴定指南

1）鉴定标准

《汽车维修技术人员培训能力标准》中的核心能力标准《QTPBC007 运用安全工作条例》。

2）鉴定证据指南

● 基础知识和技能可以在岗或离岗进行鉴定。

● 实践技能的鉴定应在经过一段时间的指导实践和重复练习并取得经验后进行。

● 不能提供职场实地鉴定的,鉴定可在模拟的工作场所进行。

● 规定的学习目的必须在没有教师直接的指导下完成。

3）收集证据方法

收集证据的方法如表 3 所示。

表 3

单元名称　　鉴定方法	单元 1 遵守职业健康安全条例	单元 2 辨识危险与评价风险	单元 3 事故预防与控制危险的策略	单元 4 执行应急救援程序
工作场所观察	★	★	★	★
模拟或角色扮演	★	★	★	★
口头提问	★	★	★	★
书面提问	★	★	★	★
技能展示			★	
案例分析	★	★	★	★
项目工作和任务		★	★	★
证据素材收集		★	★	

4）鉴定时间安排

鉴定的时间安排如图 2 所示。

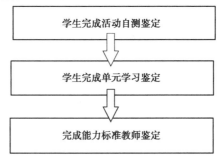

学生完成活动自测鉴定

学生完成单元学习鉴定

完成能力标准教师鉴定

图 2

（6）教学评估方法

1）教学评估目的

教师、学校、教育管理部门对学生学习需求信息的及时反馈，是对课程教学活动设计和实施过程的质量监控，是对学生学习参与程度的及时检查。

2）教学评估的标准

《汽车维修技术人员培训能力标准》中的核心能力标准《QTPBC007 运用安全工作条例》。

3）教学评估的内容

- 学习者和工作场所的反应。
- 学习效果。
- 应用于行业需求。
- 工作场所的结果。

4）教学评估计划

教学评估计划如图 3 所示。

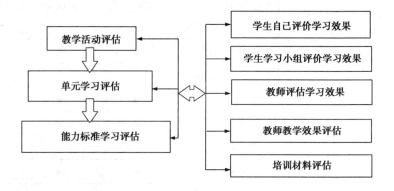

图3

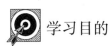 **遵守职业健康安全条例**

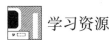 **学习目的**

帮助你在跨入职业场所工作之前,认识职场健康安全的重要性以及国家相关法律的知识。

1. 了解职场健康安全的定义。
2. 认识国家有关职场健康安全法规。
3. 了解职场安全法规赋予员工、企业、有关管理机构的权利和义务。

学习资源

有关国家职场安全的法律规定,可以查询文字材料或者电子材料。
电子材料的网址:www.5233.com.cn 中国安全工程师俱乐部
　　　　　　　　www.Anquan.com.cn 安全文化网

学习步骤

你知道吗,当你离开温馨的家庭,跨入向往的工作场所,你不仅仅是需要一份预想的工作,更需要健康与安全。据 ILO(国际劳工组织)统计,全球每年发生各类伤亡事故大约为 2.5 亿起。

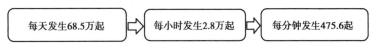

全球每年死于工伤事故和职业病危害的人数约为 110 万。我国 2000 年统计报告各类职业病 16 205 例,造成职业病的原因如图 1.1 所示。据粗略估算,近几年我国每年因此造成的经济损失在 800 亿~2 000 亿元人民币。

病人数/人

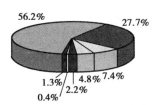

- 尘肺(9 100人,56.2%)
- 农药中毒(4 487人,27.7%)
- 慢性职业中毒(1 196人,7.4%)
- 急性职业中毒(785人,4.8%)
- 职业性眼、耳鼻喉病(358人,2.2%)
- 职业性皮肤病(67人,0.4%)
- 其他职业病(212人,1.3%)

图 1.1　2000 年我国各类职业病构成分布

7

一起伤亡事故,会给一个人、一个家庭带来巨大的伤害和无法挽回的损失。因此,当你走进任何一个职业工作场所之前,必须学会有关安全生产和劳动保护方面的能力,才能帮助你远离事故和危险,避免意外和伤害,拥有平安和幸福。

1.1 职场健康安全的定义

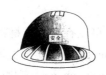

职场健康安全是指一组影响特定人员的健康和安全的条件和因素。受影响的人员包括在工作场所内组织的正式员工、临时工及合同工,也包括进入工作场所的参观访问人员和其他人员,如推销员和顾客等。工作场所不仅是指组织的那些固定工作场所,也包括与组织活动有关的临时和流动场所。

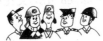

任何事故的发生都是意想不到的,非计划的,而且可能造成伤害。一次事故的影响并不是某个人,也许会以其他不同的方式影响别人。一次小的事故或许只会产生较小的影响,但是,一次严重的事故可能从社会、家庭和经济上影响一个人的全部生活。因此,随时防止事故发生是至关重要的。

活动1 职场健康安全的影响

严重的伤病及工伤死亡事故在对其家庭、朋友和同事造成巨大影响的同时,也同样使严重伤害者的单位受到经济影响,产生隐性消费。

假如某个人因发生的事故失去了肢体,请你指出这次事故会对下表中所列的人有何影响。

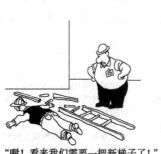

"喔!看来我们需要一把新梯子了!"

受影响的人	可能的影响
受伤的人	
服务经理	
领班(工头)	
工作伙伴	
家庭中的父母	

由此可见,一旦发生事故,都会伤害员工和单位的利益。因此,我国建立了一个职业健康安全法律法规体系,要求生产经营单位的从业人员享有依法获得安全生产保障的权利,并应依法履行安全生产方面的义务。有责任提供一个健康安全的工作环境,如果没有提供一个健康安全的职场环境,国家依据有关法律法规,对其公司或单位负责人处以经济或刑事裁决。

1.2　遵守健康安全法规和法则

我国职业健康安全法律、法规是人们生产过程中的行为准则之一。目前,已经形成以《中华人民共和国宪法》为基础,以《中华人民共和国劳动法》为主体的职业健康安全法律法规体系。

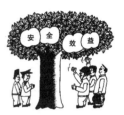

第1类:
职业健康安全法律法规

> ➤《中华人民共和国宪法》第42条、第43条、第48条规定了公民的劳动权利和义务。

> ➤《中华人民共和国刑法》第134条、第135条、第136条、第137条、第139条对违反各项劳动安全卫生法律法规,情节严重的做了规定。

> ➤《中华人民共和国劳动法》第56条对劳动者在生产过程中应尽的义务和应有的权利做了明确的规定。

> ➤ 职业健康安全专项法:如《中华人民共和国消防法》和《中华人民共和国职业病防止法》等。

> ➤ 职业安全相关法:如《中华人民共和国全民企业法》、《中华人民共和国标准法》、《中华人民共和国妇女权益保障法》、《中华人民共和国环境保护法》以及《中华人民共和国卫生防预法》。

> ➤ 职业健康安全行政法规:如《化学危险物品安全管理条例》、《中华人民共和国尘病防止条例》、《国务院关于特大安全事故行政责任追究的规定》。

第2类： 职业健康安全地方性法规 和地方政府规章	主要以解决本地区某个特定的职业健康安全问题为目标，具有较强的针对性和可操作性。如： 《广东省爆破工程安全劳动管理条例》
第3类： 职业健康安全标准	职业安全标准属强制性标准。如： GB 2894—1996 安全标志 GB 3869—1997 体力劳动强度分级
第4类： 国际公约	是国际职业健康安全法律规范的一种形式。如《作业场所安全使用化学品公约》和《三方协商促进履行国际劳工标准公约》等。
第5类： 其他要求	是指行业技术规范、与政府机构的协定以及非法规性指南等。

✍ 提示

　　详细阅读上述主要职业健康安全法律法规内容，请到 www.5233.com.cn 中国安全工程师俱乐部查阅。

自测题1

我国职业健康安全法律法规体系主要从哪些方面进行了法律约束？正确的请打"√"。

☐ 公司经理的管理责任。

☐ 员工的职责。

☐ 职场健康与安全委员会的角色。

☐ 员工的权利、拒绝实施不安全的职责。

☐ 安全检查员的权利。

☐ 制造商的责任，确保工厂和机械的安全性。

☐ 检查职场的权利。

✍ 提示

　　为了确保安全性，你和生产经营单位都必须遵守职场健康安全法规；若没有遵守，则属违法行为，将会导致罚款，甚至坐牢。

1.3 法律赋予的责任

对于雇佣单位,员工、应聘者,车间设备和职场物品的拥有者,制造商和供应商,法律都赋予了责任。

1.3.1 员工的权利和义务

劳动者安全生产的基本权利

☞ 你有权了解你所在的作业场所和工作岗位存在哪些危险,可能发生哪些事故和伤害,如何防范和施救。

☞ 你有接受安全生产教育和培训的权利,以掌握本职工作所需要的安全生产知识,提高安全生产技能和事故预防及处理能力。

☞ 你有权获得保障自身健康与安全的劳动条件和防护用品。

☞ 你有权对本单位安全生产管理工作提出自己的想法和建议。

☞ 你有权对本单位安全生产工作中存在的问题提出批评、检举和控告,单位不得进行打击报复。当用人单位违章指挥和强令冒险作业时,你有权拒绝。

☞ 在发生直接危及自身安全的紧急情况时,你有权停止作业,或者在采取相应措施后撤离作业场所。

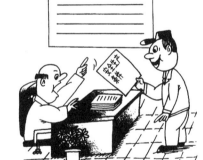

"你没有把安全规章解释得很好。"

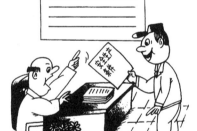

☞ 因生产安全事故受到伤害或患职业病时,你除依法享有工伤保险待遇外,还可依照民事法律的相关规定,向本单位提出赔偿要求。

自测题2

根据《安全生产法》及《中华人民共和国宪法》第 42 条规定,选择正确的观点,正确的请打"√"。

☐ 如果你在工作期内受伤,你可以提出职场保护要求。

☐ 如果你没有穿适当的防护服、安全鞋,或佩戴必要的防护装备,你将仍然受到职场保护待遇。

☐ 保护你的同事健康与安全不是你的责任。

☐ 每一个工作区都必须有一个推选的健康与安全负责人。

☐ 如果一个健康与安全负责人通过制造关于健康与安全的抱怨而导致麻烦,那么他(她)可以被解雇。

☐ 劳动部门不可以检查关于健康与安全事件的工作区。

☐ 你如果是因违规管理指导而致工伤,将没有赔偿。

以下哪种工伤你应该报告?

☐ 很严重时

☐ 当伤害正变得更坏时

☐ 不论受伤如何,尽快报告

工人有权拒绝_____的指令。

☐ 违章作业

☐ 班组长

☐ 安全人员

活动2 [案例1.1]劳动者安全生产的基本权利

河南某地有近200人来到南方一城镇打工,主要在一些石英砂厂从事石英粉碎和过滤工作。这两道工序产生大量粉尘,3 m 内看不见人。正是因为这些粉尘,使100多名务工者先后患上了1期、2期和3期矽肺病,其中5人不治身亡,其余的因无钱治疗,2,3 期病人已丧失了劳动能力,在死亡线上痛苦地挣扎。直到大病缠身,这些员工才知道他们从事的岗位和矽肺病有多么危险和可怕,纷纷拿起法律的武器与企业打起了官司。

请问厂领导做法是正确的吗? 为什么?

_____

_____

_____

_____

女职工的劳动保护权利

如果你是一个女性员工,你除享有一般的劳动安全保护以外,依照《劳动法》和《女职工劳动保护规定》等法律法规还享有一些特殊的劳动保护权利。如单位禁止安排女职工从事矿山井下、森林伐木、登高架设、特别繁重体力劳动、有毒有害岗位劳动以及连续的大强度的负重作业等。同时,对女职工的"四期"保护也做了相应的规定。

☞ 月经期的保护。单位不得安排从事高处、低温、冷水和重体力劳动及大强度的劳动。

☞ 怀孕期的保护。单位不得安排从事重体力劳动和有毒有害作业,不得安排加班加点;产前检查应当算作劳动时间,工资照发;怀孕 7 个月以上,单位一般不得安排上夜班;单位不得以女职工怀孕为由解雇女职工。

☞ 产期的保护。享有不少于 90 天的产假,产前休假 15 天,产假期间工资、福利待遇不变,单位不得以此为由解雇女职工。

☞ 哺乳期的保护。单位不得安排从事重体力和有毒有害作业,不得安排加班,一般不安排夜班;单位要在每班劳动时间内给予女职工两次哺乳时间,每次 30 min,不得以此为由扣女职工工资。

活动 3 [案例 1.2]女职工的劳动保护权利

2001 年 3 月,某乡镇煤矿从附近农村招收了 20 名工人,其中男性 11 名,女性 9 名。在分配工作岗位时,由于井下作业还缺少工人,矿领导就从 9 名女职工中挑选了 3 名身强力壮的到井下作业班组。由于劳动强度大,一个多月下来,这 3 名女职工均感到无法胜任,找到矿长要求调换工作岗位。但矿长却推托说,眼下没有招收到工人来替代,还说时代不同了,男女都一样,让这 3 名女职工继续从事井下作业。

请问这 3 名女职工应当怎样才能不从事井下作业?

_____

_____

_____

员工安全生产的基本义务

每个员工在职场工作中都应该具有积极的安全理念,这个理念概括为:所有的事故都是可以预防的;防止事故及伤害是每个劳动者的崇高使命;遵守安全规定和创建安全环境是每个人的责任。因此,每一个在职场活动的人员都有对自己和他人的安全负有义务。通过工作岗位的经验积累和对政策、规程及手册学习等途径,培养自己的安全行为,创建一个安全文化氛围,使安全工作变成习惯的自然行为。

我国法律规定劳动者在安全生产方面享有基本权利的同时,也规定了劳动者在安全生产方面应尽的基本义务,主要可归纳为以下方面:

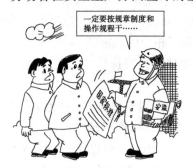

1)遵守国家有关安全生产的法律、法规和规章。

2)应当自觉接受生产经营有关安全生产教育和培训,掌握所从事应当具备的安全生产知识。

3)在作业过程中,应当正确佩戴和使用防护装备。

4)在作业过程中,应当严格遵守本单位的安全生产规章制度和操作规程,服从安全生产管理。

5)在作业过程中发现事故隐患或者其他不安全因素时,应当立即向现场安全生产管理人员或者本单位的负责人报告。

提示

如果单位对你的报告置之不理,可向当地安全生产监督管理部门举报。

活动4　[案例1.3]劳动者的安全生产义务

一个夜晚,一家商场的职工都下班了,一名电焊工为赶任务在二楼独自进行电焊作业。电焊火花从楼板缝中落到一楼,点燃了一楼存放的服装等商品,火势一下子就起来了,火苗直窜二楼。电焊工见势不妙,吓得没报火警就直接跑了。结果火势越烧越大,等到周围群众发现火情,拨打"119"报火警,消防队赶到时,损失已经非常大了,并且一楼值班的商铺货主在火灾中死亡。

请你列出两条关于员工应尽的工作健康和安全的义务。

1. _____

2. _____

1.3.2 生产经营单位的安全生产责任

我国《劳动法》和《安全生产法》等法律明确规定了用人单位的安全生产责任,这些责任包括保障和教育两个方面。

（1）制度与规定

组织制订本单位安全生产规章制度和操作规程,并向从业人员告知作业场所和工作岗位的危险因素,如何防范事故,以及事故发生后的应急措施等。

（2）机构与人员

建立健全本单位安全生产责任制,按照《安全生产法》等规定,设立企业生产监督管理机构或者配套专职安全生产管理人员。

（3）装备保障

定期和不定期地督促、检查本单位的安全生产工作,及时发现和消除事故隐患。

（4）督促与检查

提供保障安全生产的各种物质技术条件,包括各种设备、设施和器材等,并需符合安全生产条件。提供从业人员所需的劳动防护用品。

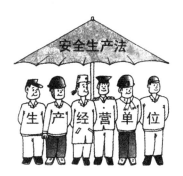

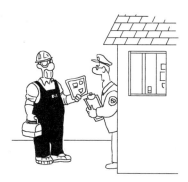

"手套,面具,护镜,安全帽,安全培训证书,OK,你可以进去了。"

（5）奖励与处罚

明确企业内部各方面在安全生产中的责任,并有相应的奖励和处罚办法。

生产经营单位的主要责任人是本单位安全生产工作的第一责任人,必须在人力、物力、财力上保证安全生产的投入。特别是在有毒有害岗位,企业必须为从业人员配备合格和充足的劳动防护用品。

> **活动 5　[案例 1.4]生产经营单位的安全生产责任**
>
> 　　某化工厂为节约开支,不为工人配备耐酸手套,仅用普通手套替代,结果 1 名工人的手臂被溅出的酸性液体腐蚀烫伤。该工人向厂方讨说法,却被答复已经配备了手套,手臂烫伤属工人自己不小心造成的,后果由工人自负。
>
> 　　请你指出下列问题中厂方对维护安全应负的责任:
>
> 1. 一个安全的工作场所:＿＿＿＿＿＿＿＿＿＿＿＿＿＿＿＿。
>
> 2. 安全的设备:＿＿＿＿＿＿＿＿＿＿＿＿＿＿。
>
> 3. 一个安全的工作系统:＿＿＿＿＿＿＿＿＿＿＿＿＿＿。
>
> 4 一个安全的工作环境:＿＿＿＿＿＿＿＿＿＿＿＿＿。
>
> 5. 提供适当的劳动保护用品:＿＿＿＿＿＿＿＿＿＿＿＿。

教　育

　　对新工人必须进行厂级、车间和班级的"三级"安全教育,"三级"安全教育考核合格后才能上岗。

　　●针对工人所从事的岗位,进行安全操作技能的培训,杜绝违章操作。

　　●进行经常性的安全教育,牢固树立"安全第一"的思想,继续克服麻痹大意和侥幸心理。

　　●对从事危险性较大的特种作

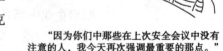

"因为你们中那些在上次安全会议中没有注意的人,我今天再次强调最重要的那点。"

业人员,如电气、起重、焊接、锅炉和压力容器等工种的作业人员,进行专门的培训,并在取得相应的操作证或上岗证后,才允许上岗操作。

自测题3

根据《劳动法》和《安全生产法》规定,选择正确的观点,正确的请打"√"。

1. 安全培训对哪些人员比较重要?
   □ 管理人员
   □ 工人
   □ 以上两类人员都同样重要

2. 有关企业安全生产工作的第一责任人应该是
   □ 生产部主管
   □ 安全部主管
   □ 最高层主管

3. 下列哪项能有效地改善企业的安全水平?
   □ 聘请安全员
   □ 实施安全管理
   □ 增发补助费

4. 企业经理、厂长对企业的安全生产_____。
   □ 负全面责任
   □ 负主要责任
   □ 不负责任

1.3.3 违反安全生产法律规定的责任

安全生产不仅关系到你个人的安危,你的小小过失,可能会给企业、他人甚至社会带来灾难。根据国家有关法律规定,对安全事故责任人员追究法律责任。

> 生产经营单位从业人员违反安全生产法律应负的责任

◇ 如果你作为企业的员工,不服从管理,违反安全规章制度和安全操作规程,可由生产经营单位给予批评,并对你进行有关安全生产方面知识的教育。也可依照有关规章制度,对你进行处分,具体办法根据单位内部的奖惩制度而定。

◇ 如果由于你不服从管理或违章操作,造成了重大事故,构成

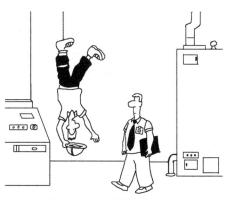

"喔,早上好,安全检查员先生。"

17

了犯罪,将依照刑法有关规定对你追究刑事责任。

活动6　[案例1.5]从业人员违规应负的责任

　　小李离家进城务工,在一家电石厂工作,由于工作勤奋,一年后被提为熔炼炉班长。12月的一天,刚投产两个月的1号炉在两班工人交接时突然爆炸,高达800 ℃的炉内熔融物像流星雨一样,四处喷溅到工人身上,造成41名工人不同程度的烧伤,其中5名重伤,烧伤面积在97%以上,小李在事故中也被严重烧伤。后经查明事故原因是违章操作,小李作为当班管理者,没有严格按照新炉的安全操作程序,采用了错误的操作方法,以致造成恶果。

　　请你说明员工未按规定操作而被起诉的情景及理由。

_____

_____

_____

_____

> 生产经营单位违反安全生产法律规定应负的责任

　　用人单位的劳动安全设施和劳动卫生条件不符合国家规定或者未向劳动者提供必要的劳动防护用品和劳动保护措施的,必须改正。违反安全生产规定发生安全事故,造成人员伤亡的,应承担赔偿责任。对事故隐患不采取措施或强令劳动者违章冒险作业,造成严重后果的,对责任人员依法追究刑事责任。

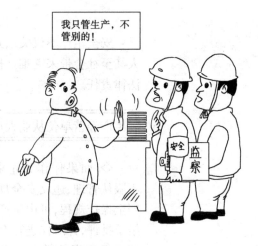

活动7 [案例1.6]生产经营单位违规应负的责任

2001年7月17日,广西南丹县龙泉矿冶总厂所属拉甲坡矿3号作业面发生透水事故,造成81人死亡,直接经济损失8 000余万元。经查明,这是一起由于非法开采国家保护性资源,以采代探、乱采滥挖,长期管理不力造成的重大责任事故。事故发生后,公司总经理黎东明不是尽力组织营救,而是指派手下封锁井口,隐瞒事故真相和死亡人数,用钱上下打点,企图蒙混过关。后经媒体揭露,被有关部门严肃查处。

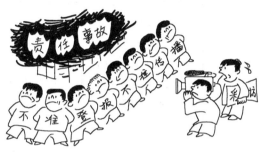

请你说明安全生产监督管理部门可能采用什么强制执行措施?

_____

_____

_____

自测题4

1. 根据《劳动法》和《安全生产法》规定,选择正确的观点,正确的请打"√"。

(1)为了防止事故,应有哪些人参与预防工作和担当责任?

☐ 用人单位

☐ 工人本身

☐ 用人单位和工人本身两方面

(2)劳动保护监察是一种_____监察。

☐ 国家 ☐ 地方 ☐ 行业

(3)安全监察是一种带有_____监督。

☐ 强制性 ☐ 规范性 ☐ 自觉性

(4)——应参加职工伤亡事故和职业危害的调查处理。

　　□ 工会组织 □ 环保部门 □ 财务部门

(5)——对企业生产中的安全技术问题全面负责。

　　□ 安全员 □ 总工程师 □ 总经理

(6)劳动争议是指_____与劳动者发生的争议。

　　□ 用人单位

　　□ 总经理

　　□ 劳动管理部门

(7)_____是劳动争议处理应遵循的原则。

　　□ 公正原则

　　□ 互利原则

　　□ 互谅互让原则

2. 描述为了预防事故的发生如何培养解决问题的、积极的安全文化意识?

_____

_____

_____

_____

_____

3. 你知道你所辖地区的职场健康与安全有关信息吗?

某个地方法规的名称:_____

职场安全政府部门的名称:_____

联系方式:_____

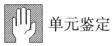 单元鉴定

鉴 定 内 容	肯定回答
你是否完成活动1～活动7及自测题1～自测题4,并得到教师的确认	
你是否根据已有程序和预定标准,收集、分析和组织完成资料	
你是否通过标准的精确性和有效性,正确地交流信息	
你是否按计划有组织的活动完成目标	
你是否充分使用学习资源,达到学习目标	

操作完成水平:

　　上述表格中所有项目必须是肯定回答。如果不是,应咨询教师。你可以要求附加有关活动,以便完成要求的操作技能。

教师签字:＿＿＿＿＿＿＿＿＿＿＿＿＿＿＿＿＿＿＿＿＿＿＿

学生签字:＿＿＿＿＿＿＿＿＿＿＿＿＿＿＿＿＿＿＿＿＿＿＿

完成日期和时间:＿＿＿＿＿＿＿＿＿＿＿＿＿＿＿＿＿＿＿＿

单元学习评估

评估方法:学生评估和教师评估。

评估内容:学习效果。

评估表格:现在学生已经完成了这一单元的学习,我们希望学生能对所参与的活动提出意见。请在下表中相应的栏目内打"√"。

评 估 内 容	非常同意	同意	没有意见	不同意	非常不同意
1. 这一单元给我很好地提供了……的综述					
2. 这一单元帮助我理解了……的理论					
3. 我现在对尝试……感到了自信					
4. 该单元的内容适合我的需求					
5. 该单元中举办了各种活动					
6. 该单元中不同部分融合得很好					
7. 单元学习中教师待人友善、愿意帮忙					
8. 单元学习让我做好了参加鉴定的准备					
9. 该单元中所有的教学方法对我的学习起到了帮助作用					
10. 该单元提供的信息量正好					
11. 鉴定是公平、适当的					
你对改善本科目后面单元的教学有什么建议?					

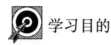 # 单元 **2** 辨识危险与评价风险

 学习目的

通过该单元任务学习,帮助你在工作场所完成以下能力:
1. 认识形成职业场所危险的原因。
2. 辨识职业场所存在的风险形式。
3. 评价风险产生伤害的危险程度。

 学习资源

有关国家职场安全的法律规定,可以查询文字材料或者电子材料。
《中国职业安全健康管理体系内审员培训教程》(刘铁民主编)
《重大事故应急救援及预案导论》(吴宗之,刘茂主编)
GB/T 28001—2001《职业健康安全管理体系规范》企业实施指南
电子材料的网址:www.fosu.edu.cn/shequ/sos/mhq.htm
　　　　　　　　www.5233.com.cn　中国安全工程师俱乐部
　　　　　　　　www.Anquan.com.cn　安全文化网
危险化学物质和/或危险商品的相关信息
某汽车维修单位安全生产规章制度和安全操作规定

 设备

汽车维修车间或模拟车间。
符合安全工作条例的工作环境。
符合安全工作条例的工作场所。

学习步骤

2.1　认识危险评价程序的重要性

按照职场健康安全法律,一个员工的基本职责就是维持一个安全的工作环境,避免对健康造成危害。最好的方法就是采用职场健康危险评价程序(见图2.1),使员工和单位及早发现危险,减少危害,把人身伤害和财产

损失降低到最小程度。

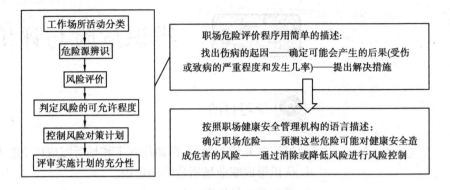

图 2.1　危险评价程序流程

2.2　辨识危险

2.2.1　危险的定义

危险是指可能造成人员伤害、职业病、财产损失和作业环境破坏的根源或状态。它是指特定危险事件发生的可能性与后果的结合,也可理解为危害及危险源或事故隐患。

为了帮助你对危险进行思考,现将造成危险的直接原因分成 5 类:

●物质条件:如车间的机器、噪声、电危险、照明不良、电磁辐射、高空作业及后勤保障不到位。

●化学制品:如危险的物质、商品。

●工作效率:如采用手工搬运。

●心理异常:如工作上的紧张刺激。

●生物制品:如细菌、病毒和传染病媒介物。

例如,汽车修理工作每天都与汽油等有机溶液接触,图 2.2 表示了有机溶液危害健康的可能性。

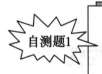

请你在阅读图 2.2 后,回答下列问题:

1.列出汽车修理过程能够接触到的 3 种有机溶液名称:

_____

2.这些有机溶液通过什么途径进入到人体内？

_____

3.能够引起人体哪些部位发炎？

_____

4.在神经系统产生麻醉剂作用,其后果是什么？

_____

_____

5.有机溶液危害健康产生的原因(正确的答案前请打"√")

物质条件	化学制品	工作效率

心理异常	生物制品

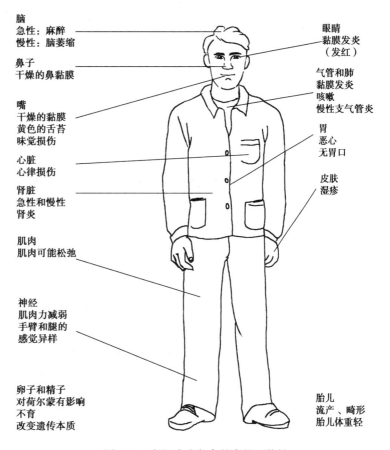

脑
急性：麻醉
慢性：脑萎缩

鼻子
干燥的鼻黏膜

嘴
干燥的黏膜
黄色的舌苔
味觉损伤

心脏
心律损伤

肾脏
急性和慢性
肾炎

肌肉
肌肉可能松弛

神经
肌肉力减弱
手臂和腿的
感觉异样

卵子和精子
对荷尔蒙有影响
不育
改变遗传本质

眼睛
黏膜发炎
（发红）

气管和肺
黏膜发炎
咳嗽
慢性支气管炎

胃
恶心
无胃口

皮肤
湿疹

胎儿
流产、畸形
胎儿体重轻

图2.2　有机溶液危害健康的可能性

27

2.2.2 如何辨识危险

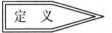

定 义

辨识危险是指识别危险的存在并确定其性质的过程。
危险的性质是指危险的类别及其造成事故的类型。

辨识危险应考虑的问题

1）存在什么危害（危险源）？
2）伤害怎样发生？
3）谁（什么）会受到伤害？

不安全行为与不安全状况危险分类

国家标准 GB 6441—86《企业职工伤亡事故分类》中将人的不安全行为危险归纳为 13 大类；将物的不安全状态危险归纳为 4 大类。下面所列举的是与汽车维修方面有关的不安全状态：

（1）物的不安全状态危险分类

a. 防护、保险、信号等装置缺乏或有缺陷。

➤ 无防护：无防护罩、无防护保险装置、无报警装置、无安全标志、无护栏或护栏损坏、（电气）未接地、绝缘不良、局部风扇无消音系统、噪声大、危房内作业、未安装防止"跑车"的挡车器或挡车栏；

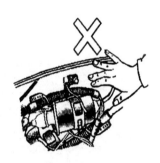

图 2.3 无防护罩

➤ 防护不当：防护罩未在适当位置、防护装置调整不当、防爆装置不当、电气装置带电部分裸露；

b. 设备、设施、工具、附件有缺陷

➤ 设计不当、结构不符合安装要求：通道门遮挡视线、制动装置有缺陷、安全间距不够、挡车网有缺陷、工件有锋利毛刺或毛边、设施上有锋利倒棱及其他；

➤ 强度不够：机械强度不够、绝缘强度不够、起吊重物的绳索不符合安全

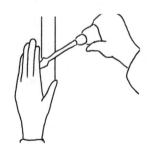

图 2.4 工具有缺陷

28

要求；

▷ 设备在非正常状态下运行：设备带"病"运行、超负荷运转；

▷ 维修、调整不良、设备失修、地面不平、保养不当及设备失灵。

c. 个人防护用品、用具——防护服、手套、护目镜及面罩、呼吸器官护具、听力护具、安全带、安全鞋和安全帽等缺少或有缺陷。

▷ 无个人防护用品、用具；

▷ 所用防护用品、用具不符合安全要求。

d. 生产(施工)场地环境不良。

▷ 照明光线不良：照度不足、作业场地烟雾弥漫视物不清、光线过强；

▷ 通风不良：无通风、通风系统效率低、风流短路；

▷ 作业场地狭窄；

▷ 作业场地杂乱：工具、制品、材料堆放不安全；

▷ 交通线路的配置不安全；

▷ 操作工序设计或配置不安全；

▷ 地面滑：地面有油或其他液体、冰雪覆盖、地面有其他易滑物；

▷ 储存方法不安全；

▷ 环境温度、湿度不当。

(2)人的不安全行为危险分类

a. 操作错误、忽视安全、忽视警告。

▷ 未经许可开动、关停、移动机器；

▷ 开动、关停机器时未给信号；

▷ 开关未锁紧、造成意外转动、通电或泄漏等；

▷ 忘记关闭设备；

▷ 忽视警告标志、警告信号；

▷ 操作错误(如按钮、阀门、扳手、把柄等操作)；

▷ 奔跑作业；

▷ 供料或送料速度过快；

▷ 机器超速运转；

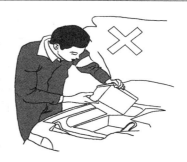

图 2.5　无防护手套

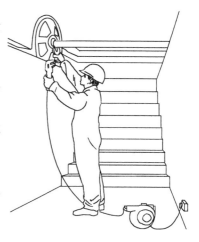

图 2.6　照明不足

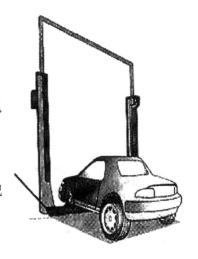

图 2.7　举升操作错误

29

➤ 违章驾驶机动车;

➤ 酒后作业;

➤ 客货混装;

➤ 工件固定不牢;

➤ 用压缩空气吹铁屑。

b. 造成安全装置失效。

➤ 拆除了安全装置;

➤ 安全装置堵塞失去作用;

➤ 调整错误造成安全装置失效。

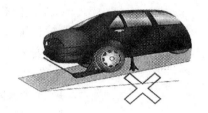

图 2.8　安全装置失效

c. 使用不安全设备。

➤ 临时使用不牢固的设施;

➤ 使用无安全装置的设备。

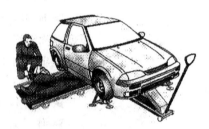

图 2.9　采用不安全方式

d. 用手代替工具操作。

➤ 用手代替手动工具;

➤ 用手清除切屑;

➤不用夹具固定、用手拿工件进行机加工。

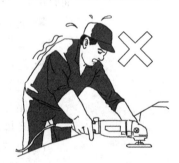

图 2.10　用手清除切屑

e. 物体(指成品、半成品、材料、工具、切屑和生产用品等)存放不当。

f. 冒险进入危险场所。

➤ 接近漏料处(无安全设施);

➤ 未经安全监察人员允许进入油罐;

➤ 冒进信号;

➤ 调车场超速上下车;

➤ 易燃易爆场合明火。

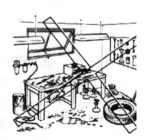

图 2.11　物料存放不当

g. 攀、坐不安全位置(如平台护栏、汽车挡板、吊车吊钩)。

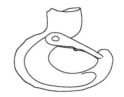

图2.12   汽车吊车吊钩

h. 在起吊物下作业、停留。

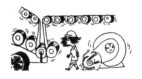

图2.13   起吊物下站人

i. 机器运转时进行加油、修理、检查、调整、焊接和清扫等工作。

j. 有分散注意力行为。

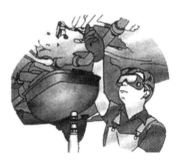

图2.14   机器运转调整

k. 在必须使用个人防护用品、用具的作业或场合中,忽视其使用。

➤ 未戴护目镜或面罩;

➤ 未戴防护手套;

➤ 未穿安全鞋;

➤ 未戴安全帽;

➤ 未佩戴呼吸护具;

➤ 未佩戴安全带;

➤ 未戴工作帽。

l. 不安全装束。

➤ 在有旋转零件的设备旁作业穿过肥大服装;

➤ 操纵带有旋转零件的设备时戴手套。

m. 对易燃、易爆等危险物品处理错误。

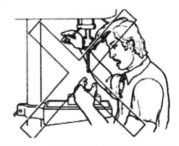

图2.15   未穿戴个人防护用品、用具

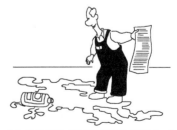

"看!我找到了正确的溶解方法说明书!"

图2.16   化学品处理不当

自测题2 根据人的不安全行为危险分类、物的不安全状态分类方法,从下面列举的职场工作情况,判断安全与危险状态。(如果是安全的请打"√";如果存在危险的请打"×",并想一想为什么?)

- ☐ 雷雨天既可在有金属顶的车辆中停留,也可以在露天停车场停留。
- ☐ 每日用完叉车后,司机应该检查车辆情况,把车停在斜坡上。
- ☐ 消防车库门口和消防栓、通勤车站、油库门口不允许停车,但可以停在旁边。
- ☐ 搬运重物时,应该尽量挺直腰部。
- ☐ 含硫化钠的废水用酸性溶液回收。
- ☐ 在粉尘浓度高的作业场所佩戴一般的纱布口罩就能起到防尘作用。
- ☐ 在充满可燃气体的环境中,可以使用手动电动工具。
- ☐ 对于容易产生静电的场所,应保持地面潮湿,或者铺设导电性能好的地板。
- ☐ 电器修理工可以穿防静电鞋工作。
- ☐ 有人低压触电时,应该立即将他拉开。
- ☐ 移动某些非固定安装的电气设备(如电风扇、照明灯),可以不必切断电源。
- ☐ 在使用手电钻、电砂轮的功能手持工具时,为保证安全,应该装设漏电保护器。
- ☐ 对于在易燃、易爆、易灼烧及有静电发生的场所作业的工人,可以发放和使用化纤防护用品。
- ☐ 应该用汽油擦洗机器、洗工件、擦地板、洗手和洗衣服。
- ☐ 为了取用方便,手用工具放置在工作台边缘。

活动1 [案例2.1]辨识不安全的行为

尚小美是一个车工,同时也是一个年轻漂亮的姑娘。这天,她穿着新买的皮凉鞋,披着新染的长发,高高兴兴地去上班。一看时间快来不及了,她直接来到了车间,打开了机床。刚准备干活,看看自己精心护理的纤纤玉手,小美赶紧找出一双手套戴上。干着活,小美发现机器有点脏,她用抹布擦了擦。过了一会儿,旁边的同事芳芳看见小美的新发型不错,就问她是在哪儿做的,两人聊了一阵发型和时装。时间过得很快,眼看就要下班,小美停下机床,做了清理和润滑,然后切断电源,便和芳芳一同下班了。

请指出尚小美的哪些行为是错误的?

1. _____

_____

2. _____

_____

3. _____

_____

4. _____

_____

5. _____

_____

> 重大危险和危害因素的辨识

重大危险和危害因素是指能导致重大事故发生的危险和危害因素。

危险物品是指易燃易爆物品、危险化学品和放射性物品等能够危及人身安全和财产安全的物品。

重大危险源是指长期地或临时地生产、搬运、使用或储存危险物品,并且危险物品的数量等于或者超过临界量的单元(包括场所与设施)。

一起事故的发生是危险源作用的结果,危险源在事故发生时释放出的能量是导致人身伤害或财产损坏的能量主体,决定事故后果的严重程度。而人、物、环境的安全程度决定了事故发生的可能性大小。因此,必须采取措施限制物质释放的能量,控制危险源。

目前,国际上已习惯将重大事故特指为重大火灾、爆炸、毒物泄露事故。在我国国家标准 GB 18218—2000《重大危险源辨识》中,将重大危险源分为生产场所重大危险源和储存区重大危险源两种,将危险物品分为爆炸性物品、易燃物品、活性化学物品和有毒物品 4 大类,分别给出名称及其临界值。下面结合汽车修理行业职场情况,列出常用物质重大危险源的名称和临界值,如表 2.1、表 2.2 所示。

表2.1 易燃物质名称与临界值

序号	类别	物质名称	临界值/t	
			生产场所	储存区
1	闪点<28℃的液体	甲醇	2	20
		乙醇	2	20
		乙醚	2	20
		汽油	2	20
2	28℃≤闪点<60℃液体	煤油	10	100
3	爆炸下限≤10%	乙炔	1	10
		氢	1	10
		甲烷	1	10
		乙烯	1	10
		一氧化碳	1	10
		氢气混合物	1	10
		石油气	1	10
		天然气	1	10

表2.2 有毒物质名称及临界值

序号	物质名称	临界值/t	
		生产场所	储存区
1	一氧化碳	0.30	0.75
2	二氧化碳	40	100
3	二氧化硫	40	100
4	三氧化硫	30	75
5	氮氧化合物	20	50
6	硫酸	20	50
7	甲醛	20	50

在工作中,作为一名汽车维修工一定要按照材料的安全数据进行操作。材料的安全数据由材料供应商提供,应包括以下内容:

➤ 化学产品和公司名称及相关证明;

➤ 安全运输措施说明;

➤ 危险因素;

➤ 物理特性;

➤ 引起火灾或爆炸的数据;

➤ 反应数据;

➤ 健康危险数据;

➤ 急救程序；

➤ 泄漏程序；

➤ 特别保护内容；

➤ 毒性资料；

➤ 生态资料；

➤ 处理考虑的问题。

只有按照材料安全说明正确采用个人保护性用品、用具，才能安全搬运和储存；只有熟悉《国家环境保护法》中对有毒、易燃易爆物品处理规定，才能对这类物品进行安全的使用或回收废料。其搬运、个人保护等安全操作规定将在后面有关单元学习。

活动2 [案例2.2]识别重大危险源

小村和王伟是新分到化工厂的工人。这天，他们一起运送一批危险品去较远的B城市。车走到半路，小村烟瘾犯了，可是上班不许带烟，他和王伟都没烟。王伟说："再忍耐一下，前边就是A市了，咱们去那里准能买上。"于是王伟加快了车速，车子飞驰，很快就到了A市。王伟把车停在一个较大的百货商店门口，小村进去买了一包烟，他们又上路了。他们抽着烟边开边聊，十分愉快。吃饭时间到了，可是还没到B市，他们于是停车吃饭。饭后，两人一起出来，王伟问小村："你知道车上拉的是什么吗？"小村说："这容易，我马上就知道。"于是他拿起一瓶化学品，开开盖，闻了闻，说："盐酸。"王伟夸小村："你的鼻子还真厉害！"

请说出王伟和小村的行为有哪些是不安全的？

1. _____

_____

2. _____

_____

3. _____

_____

4. _____

_____

辨识危险的方法

了解各种危险状态和危险行为现象后,在工作场所中,通常采用以下5种方法确认危险:

1)当员工看见有可能造成危险的情况时,报告给主管或安全管理人员。

2)员工和主管一起审查各方面的工作,思考可能存在危险源的地方。

3)经常想想过去引起伤害的危险原因。

4)联系本行业或其他类似行业的职场,找出人们认为将成为危险的情况。

5)利用危险核对清单,对职场进行视察。

在上述5种方法中,使用危险核对清单进行职场视察是确认职场危险最好的方式之一,尤其适用于职场健康安全方面经验不足的人进行安全检查。特别是建立一个规律性的视察项目规范其效果会更好。如在危险高发区域,每3个月检查一次。因此,当要建立一个视察危险核对清单项目时,应注重考虑以下几个方面因素:

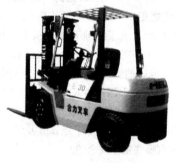

- 各职场中存在的或潜在的健康安全危险应作为首要视察区域。
- 按照职场安全法规和有关国家标准视察某些危险的工作过程和操作过程。
- 曾暴露过的健康安全问题。

基于以上考虑,当确立了规律性的检查区域和项目后,拟出危险核对清单,实施安全系统检查。

图 2.17 叉车

下面描述的是叉车驾驶员安全操作核对清单(表2.3)的例子。只要管理人员按照规程定期检查,在工作中操作人员严格遵守安全规程,就能及时发现危险,消除隐患。

表 2.3   叉车驾驶员安全操作清单

叉车驾驶员操作危险源检查项目	检查结果 (是与否)	发现的问题
1. 叉车驾驶员持有"特种作业人员操作证"上岗工作		
2. 禁止酒后驾车,行驶中不准抽烟、饮食和闲谈		
3. 禁止带病出车:车辆启动前,应检查刹车、方向盘、喇叭、照明及液压系统等装置是否灵敏可靠		

叉车驾驶员操作危险源检查项目	检查结果（是与否）	发现的问题
4.起步行驶： ➤ 起步时要检查周围有无人员和障碍物,然后鸣号起步 ➤ 行驶中如遇不良条件,应减速慢驶。在厂区内行驶,时速不得超过 10 km ➤ 出入厂门、车间门、库房门,时速不得超过 5 km。车间、库房内时速不得超过 3 km		
5.行驶中如发现有异状、异声、异味或故障,应立即停车进行检查,未排除前不得继续作业		
6.车辆不准超载使用。铲工件时,铲件升起高度不得超过全车高度的 2/3,运行时铲件离地高度不得大于 0.5 m		
7.叉车叉取危险品、易碎品、贵重品或装载不稳定货物时,要用安全绳捆好,并由专人引导才能行驶		
8.两台以上叉车同时装卸货物时,应有专人指挥,并严格执行呼唤应答制度		
9.叉车在运行中尚未停妥时,严禁任何人搭乘叉车及上、下车,以及防止意外伤害事故发生		
10.叉车作业"五不准"： ➤ 货物超载不叉 ➤ 货物重心超过叉载货中心,后轮翘起不叉 ➤ 单载、偏载不叉 ➤ 叉尖可能损坏货物时不叉 ➤ 货物堆码不稳不叉		
11.停止作业后,应将叉车停放在规定地点,断开电源,操作手柄(开关)置于零位,货车降至最低点,门架前倾		

活动3　识别车间里的危险源

1. 请你到维修车间,按照表2.3观察和询问叉车驾驶员工作情况,辨识叉车驾驶员工作中是否存在危险源,完成表2.3。

2. 按照列举的不安全状态分类,请你到车间(或模拟车间)中观察,描述你所观察的结果。

物质的不安全状态2处:

_____

_____

_____

人的不安全行为3处:

_____

_____

_____

_____

2.3　评价风险

2.3.1　评价风险的定义

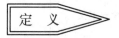

　　风险是指某个特定危险情况发生的可能性和后果的组合。

　　风险评价的基础是围绕危险可能性和后果两方面来评价风险。

　　定性评价风险是将可能性的大小和后果的严重程度及危险性分别用语言或表明相对差距的数值或等级来表示。

```
评价风险考虑的一系列问题
```

　　一旦按照职场危险清单检查以后,下一步就是评价风险。其方法就是提出一系列的问题,如:

　　①暴露人数。

　　②持续暴露时间和频率。

③供应(如水、电)中断。

④设备和机械部件以及安全装置失灵。

⑤暴露于恶劣气候。

⑥个人防护用品所能提供的保护及其使用率。

⑦人的不安全行为(不经意的错误或故意违反操作规程),如下述人员:

　　a. 不知道危险源是什么;

　　b. 可能不具备开展工作所需的必备知识、体能或技能;

　　c. 低估所暴露的风险;

　　d. 低估安全工作方法的实用性和有效性。

⑧增大受伤或生病可能性的危险因素有哪些?

> 在以上问题中,最重要的问题是:
> - 如果有人受伤或生病,将会有什么后果?
> - 工作在危险场所中,受伤或生病的可能性有多大?

2.3.2　风险发生的可能性和后果的等级评价准则

> 评价危险可能性和严重程度后果考虑的两个因素

第一个因素就是导致伤病的可能性。

工作中接触的危险是否可能导致伤害或疾病,或同时导致两者产生后果的可能性。如果你在工作中接触了腐蚀性化学制品氢氟酸,它溅到了你的脸上,你的眼部就可能受伤。如果某人在过去的工作中接触了像石棉这种物质,将来他们就有患肺病或肺癌的风险。

第二个因素就是产生伤病的后果。如果发生了危险情况或事件,工作人员就有可能:

- 受重伤需要休长假?
- 受轻伤需要休几天假?
- 受点小伤,可能仅需要包扎治疗?

> 可能性和后果等级评价准则

表2.4是用语言描述可能性等级的示例。表2.5是后果等级示例。

表2.4　可能性等级示例

级别	可能性	含　义	示　例
4	几乎肯定发生	预计在多数情况下事件每天至每周发生1次	单个仪器或阀门故障;软管泄漏;工人操作不当
3	很可能发生	多数情况下事件每周至每月发生1次	两个仪器或阀门故障;软管破裂;管道泄漏;人为失误
2	中等可能	事件有时发生每月至每年发生1次	设备故障和人为失误同时发生;小型工艺过程或装置完全失效
1	不大可能	事件仅在例外情况下发生	多个设备或阀门故障;许多人为失误;大型工艺过程或装置自发失效

表2.5　后果等级示例

级别	后　果	损失(影响)		
		人　员	环　境	设备/元
4	重大	群死群伤	有重大环境影响的不可控排放	设备损失大于1亿
3	严重	一人死亡或群伤	有中等环境影响的不可控排放	设备损失1 000万~1亿
2	中等	严重伤害,需要医院诊治	有较轻环境影响的不可控排放	设备损失100万~1 000万
1	轻微	仅需急救的伤害	有局部环境影响的可控排放	设备损失10万~100万

（1）轻微伤害

• 表面损伤,轻微的割伤和擦伤,粉尘对眼睛的刺激。

• 烦躁和刺激（如头痛）,导致暂时性不适的疾病。

（2）中等伤害

• 划伤,烧伤,脑震荡,严重扭伤,轻微骨折。

• 耳聋,皮炎,哮喘,与工作相关的上肢损伤,导致永久性轻微功能丧失的残疾。

（3）严重伤害

• 截肢,严重骨折,中毒,复合伤害,致命伤害。

• 职业病,其他导致寿命严重缩短的疾病,急性不治之症。

2.3.3　评价风险方法

不同的安全组织可能会采用不同风险评价方法。如果你面临多种风险,又想快速地确定最危险的一个,采用较为简单的风险评分计算法(表2.6)评价风险水平是一种非常有用的方法。

表 2.6　危险性(风险水平)描述

风 险 水 平		危险产生后果等级			
		轻　微	中　等	严　重	重　大
受伤可能性等级	几乎肯定	中	较高	高	高
	很可能	中	较高	较高	高
	中等可能	低	中	较高	较高
	不大可能	低	低	中	中

风险水平分为低、中、较高、高 4 个等级。

使用该方法评价风险水平的步骤:首先考虑危险产生的后果,确定危险是否会导致轻微伤害、中等伤害、严重伤害或重大伤害;然后再考虑事故发生的可能性,是几乎肯定、很可能、中等可能或不大可能。再找出风险评价表中两种情况的交叉之处,其风险评价等级即可确定。

例如,进行职场视察时,当你发现一段长电线上包裹电线的绝缘层上有一切口,如图 2.18 所示。你认为在绝缘层上有切口带来的后果是严重伤害,但是受伤发生的可能性是不大可能的。因此,最终你确定两种情况交叉的风险评价等级是中等风险水平。

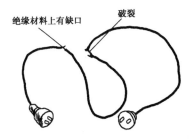

图 2.18　一段不安全的电路线
（不要使用）

活动 4　评价汽车排放的危险程度

　　图 2.19 中表明了汽车排放有害气体的成分:碳氢化合物、氮氧化合物。如果汽车修理车间没有安装排放通风设备,会给修理工带来什么危险,请你评价危险等级。

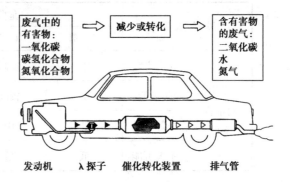

图 2.19　汽车排放成分

危险存在地方:_____

危险产生后果等级:_____

受伤可能性等级:_____

风险评价等级:_____

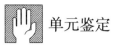 单元鉴定

鉴 定 内 容	肯定回答
你是否完成活动1~活动4及自测题1、自测题2,并得到教师的确认	
你是否根据已有程序和预定标准,收集、分析和组织完成资料	
你是否通过标准的精确性和有效性,正确地交流信息	
你是否按计划有组织的活动完成目标	
你是否充分使用学习资源,达到学习目标	

操作完成水平:

　　上述表格中所有项目必须是肯定回答。如果不是,应咨询教师。你可以要求附加有关活动,以便完成要求的操作技能。

教师签字:＿＿＿＿＿＿＿＿＿＿＿＿＿＿＿＿＿＿＿＿＿

学生签字:＿＿＿＿＿＿＿＿＿＿＿＿＿＿＿＿＿＿＿＿＿

完成日期和时间:＿＿＿＿＿＿＿＿＿＿＿＿＿＿＿＿＿＿＿

单元学习评估

评估方法:学生评估和教师评估。

评估内容:学习效果。

评估表格:现在学生已经完成了这一单元的学习,我们希望学生能对所参与的活动提出意见。

请在下表中相应的栏目内打"√"。

评 估 内 容	非常同意	同意	没有意见	不同意	非常不同意
1.这一单元给我很好地提供了……的综述					
2.这一单元帮助我理解了……的理论					
3.我现在对尝试……感到了自信					
4.该单元的内容适合我的需求					
5.该单元中举办了各种活动					
6.该单元中不同部分融合得很好					
7.单元学习中教师待人友善、愿意帮忙					
8.单元学习让我做好了参加鉴定的准备					
9.该单元中所有的教学方法对我的学习起到了帮助作用					
10.该单元提供的信息量正好					
11.鉴定是公平、适当的					
你对改善本科目后面单元的教学有什么建议?					

单元3　预防事故与控制危险的策略

 学习目的

通过该单元的学习,帮助你形成以下能力:

1. 认识事故原因以及侥幸免撞事故产生的原因。
2. 了解预防事故与控制风险的原则。
3. 学会使用个人防护用品、用具。
4. 正确识别安全标志。
5. 实施正确的人工搬运步骤。
6. 遵守使用机器设备和清洁工作场地的安全程序。

 学习资源

有关国家职场安全的法律规定,可以查询文字材料或者电子材料。
《中国职业安全健康管理体系内审员培训教程》(刘铁民主编)
《重大事故应急救援及预案导论》(吴宗之,刘茂主编)
GB/T 28001—2001《职业健康安全管理体系规范》企业实施指南
电子材料的网址:www.fosu.edu.cn /shequ /sos/mhq. htm
　　　　　　　www.5233. com. cn 中国安全工程师俱乐部
　　　　　　　www. Anquan.com. cn 安全文化网
　　　　　　　www. oshc. org. hk《汽车维修工作安全》
危险化学物质和/或危险商品的相关信息
汽车维修设备使用说明书和安全操作规定

　 设备

汽车维修车间或模拟车间。
个人防护用品用具。
汽车维修设备和工具。
清洁设备和工具。
符合安全工作条例的工作环境及工作场所。

学习步骤

当你通过职场检查,确认危险,并且通过评价工具,如风险评价等级进行风险鉴定后,最终一步就是控制风险。风险控制意味着采取一系列控制措施降低或消除伤害发生的可能性和后果。

3.1　预防事故及控制风险措施

3.1.1　事故的原因

(1)事故的定义

在生产过程中,事故是指人员死亡、伤害、职业病、财产损失或其他损失的意外事件。

事故的种类较多,我国按照导致事故发生的原因分 20 类,其中与汽车修理有关的事故形式有物体打击、车辆伤害、机械伤害、起重伤害、触电、烫伤、火灾、高处坠落、容器爆炸、中毒和窒息伤害等。

(2)事故的原因

在汽车修理中,常见事故引起的原因有两类:

1)人的行为

- 忽视了存在的危险。
- 没有采取适当的防范措施。
- 因疲劳引起注意力不集中。
- 闲荡。

2)车间环境

- 未对机器采取保护或保护不当。
- 不正确或错误的工具。
- 不恰当的通风。
- 车间照明不好。

(3)侥幸免撞事故

侥幸免撞事故是指那些下一次失误时,可能发生在身边处于同一情况下可能发生的事故。

下面的插图可能很可笑,但是侥幸免撞脱险潜在危险比已经发生的事故更为严重。

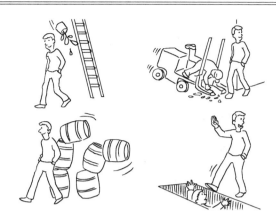

图 3.1　侥幸免撞危险事故

活动 1　观察事故发生的过程与预防

1. 说出你所看到或听到的汽车修理车间可能存在的 4 种事故原因。

(1)＿＿＿＿＿＿＿＿＿＿＿＿＿＿＿＿＿＿＿＿＿＿＿＿＿＿＿

(2)＿＿＿＿＿＿＿＿＿＿＿＿＿＿＿＿＿＿＿＿＿＿＿＿＿＿＿

(3)＿＿＿＿＿＿＿＿＿＿＿＿＿＿＿＿＿＿＿＿＿＿＿＿＿＿＿

(4)＿＿＿＿＿＿＿＿＿＿＿＿＿＿＿＿＿＿＿＿＿＿＿＿＿＿＿

2. 描述你所经历的任何事故或侥幸免撞脱险的情形,说明如何避免。

＿＿＿＿＿＿＿＿＿＿＿＿＿＿＿＿＿＿＿＿＿＿＿＿＿＿＿＿＿＿

＿＿＿＿＿＿＿＿＿＿＿＿＿＿＿＿＿＿＿＿＿＿＿＿＿＿＿＿＿＿

＿＿＿＿＿＿＿＿＿＿＿＿＿＿＿＿＿＿＿＿＿＿＿＿＿＿＿＿＿＿

＿＿＿＿＿＿＿＿＿＿＿＿＿＿＿＿＿＿＿＿＿＿＿＿＿＿＿＿＿＿

＿＿＿＿＿＿＿＿＿＿＿＿＿＿＿＿＿＿＿＿＿＿＿＿＿＿＿＿＿＿

＿＿＿＿＿＿＿＿＿＿＿＿＿＿＿＿＿＿＿＿＿＿＿＿＿＿＿＿＿＿

3.你认为预防事故发生的措施是什么。

(1)_____

(2)_____

(3)_____

(4)_____

(5)_____

(6)_____

(7)_____

3.1.2　预防事故和控制风险措施

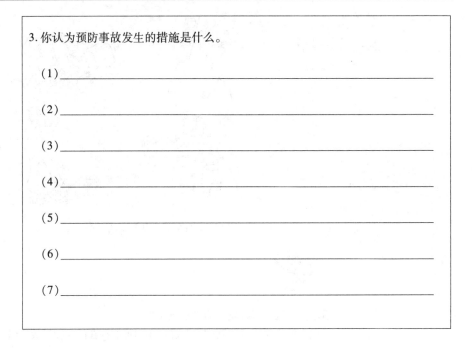

图3.2　控制风险措施的选择原则

当你确认危险,评价风险后,你应用快速控制风险的解决方案。然而,实施解决方案系统被称为控制等级,如图3.2所示为控制措施的选择原则。

图3.3是一个风险控制过程展示图,显然保护工作人员免受伤害的最佳方法是消除职场健康安全危险。当然,职场安全法律确立的规章制度也是把消除危险作为风险控制危险的第一步。

(1)消除风险

消除风险是指排除有毒性的物质,避免使用危险的机器或实施错误的工作流程。

消除控制风险的方法并不能消除所有的危险。当消除风险控制不可行时,职场健康安全法规要求将危险有关的风险可行性尽力降低。

> ◢ 提示
>
> 　　在职场健康安全法规中,"可行性"是一个特定合法意义,
> "可行性"意味着与以下方面有关:
> 　　● 可疑危险或风险的严重性。
> 　　● 关于对危险或风险的排除、缓解方法的可利用性和可持
> 续性。
> 　　● 排除、缓解危险或风险的花费。
> 　　术语"可行性"很重要,因为不一定都能消除与危险有关的
> 风险。但是,如果你已经确定了风险,而且已经审查了所有减少
> 风险选项,最后确认这是"不可行"的,你就一定要能够为以后
> 的伤害事故在法庭上进行证明。
> 　　在法庭上将检查以上 3 项"可行性"因素是否考虑在内。
> 例如,仅仅基于花费而不能采取措施控制风险的决策是不充
> 分的。

　　如果消除危险不能实施控制,下一步采用替代、隔离和工程技术控制
措施都将是最好的解决方法。

　　(2) 替代风险

　　替代风险是指把一个有毒性物质、危险的器械或危险操作过程,转换
为对身体没有危害的物质或过程。

　　替代是一种花费较少的控制危险的方法。如果某个正在使用的化学
制剂释放危险的气体,用一种危害相对较小的化学制剂来替代,这比安装
一个贵重的通风系统更有意义。

　　(3) 隔离风险

　　隔离风险是指使用某一个系统收集机器产生的烟雾、处理有毒物质、
使用声音隔离间控制有噪声的器械。例如,汽车维修车间安装废气抽气设
备排放所有汽车产生的废气。

　　(4) 工程技术控制风险

　　工程技术控制风险是指通过改变工作流程、设备或工具等工程技术设
计来控制风险的方法。如:

　　● 安装机器防护装置和机器操作控制系统。

　　● 采用通风系统排除化学烟雾和灰尘,使用洒水湿润技术使灰尘程度
最小化。

　　● 在手动搬运过程中,改变工件陈列摆放位置,使人体弯曲和扭曲的
程度最小化。

　　如果使用消除、替代、隔离或工程技术控制风险都不起作用,或当这些
方法使用后,如果风险仍然存在,那么就应该使用行政管理方法控制风险。
当行政管理方法使用后,如果仍旧不能够得到有效的控制,那么就应使用

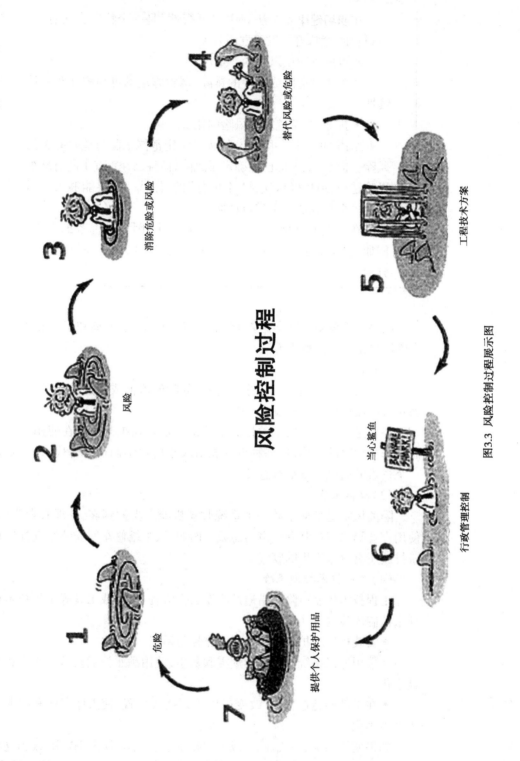

风险控制过程

图3.3 风险控制过程展示图

个人防护用品、用具作为过渡性的措施,然而,在风险的源头没有得到消除或降低的情况下,上述两种风险控制方法至少是折中的办法。

（5）行政管理控制风险

行政管理控制风险是指改变工作流程,降低工作人员暴露在已有危险的频率。如:

- 用工作轮换的方法来降低在危险环境的暴露时间。
- 用控制处于危险环境次数的方法,控制暴露于危险的人数。

（6）个人防护用品、用具

个人防护用品、用具是指使用个人防护性服装、鞋、头盔和耳套等。

在确实不能降低危险情况下,确定个人防护用品、用具项目是很困难的。在计划配置个人防护用品、用具时,公司只有在考虑了其他的控制措施后,才能确定适用的个人防护用品、用具。因此,经理需要做以下工作来确定项目:

- 按照《中华人民共和国劳动法》第54条规定,选择适当的防护性用品、用具。
- 为个人提供适合需求的防护性服装和用具。
- 提供个人防护性服装和用具使用的指令。
- 提供实施标准。
- 提供有效的、清洁的个人防护性服装和用具。

🖎 提示

　　员工的职责:使用公司提供的安全服装或用具;不能以任何借口故意不用或误用安全服装或设备。

根据风险控制选择原则,对下面的说法进行正确的选择:

（1）个人防护用品只能作为一种辅助性措施,不能被视为控制危害的____。

　　A.可靠手段　B.主要手段　C.有效手段

（2）当天然气瓶受热或着火首先采用设计控制方法,是____降低着火温度。

　　A.设法把气瓶拉出去扔掉

　　B.用水喷洒给气瓶

　　C.接近气瓶,试图把瓶上的气门关掉

（3）清洗电控喷油嘴的最佳方法是使用专用清洗剂,该控制风险的方法是____。

    A. 行政管理控制   B. 隔离风险

    C. 替代风险

（4）清除废料碎屑采用吸尘机控制危险的方法是____。

    A. 劳动保护用品和设备   B. 工程技术控制

    C. 消除风险

（5）在汽车维修车间必须配备废气排放抽风系统,是采用____控制方法来减小维修车间汽车废气的浓度。

    A. 消除风险   B. 工程技术控制

    C. 隔离风险

活动2　[案例3.1]控制风险的过程

1. 请你指出图3.4汽车修理车间中存在的危险有哪些?

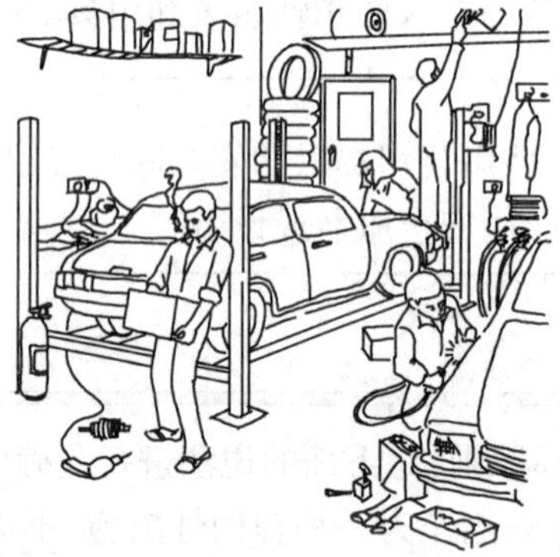

人为3起危险原因:

_____

_____

_____

环境2起危险原因:

_____

_____

图3.4　不安全的汽车修理车间

_____

其他1起危险原因:

_____

_____

2. 请把你认为最危险的原因所产生的风险进行评价。

_____

_____

_____

3.为预防上述所观察到的危险发生事故,请你描述控制风险过程?

_____

_____

3.2   按规定穿戴个人防护用品、用具

3.2.1   危险物质对人体的伤害

人体能不断地忍受较低浓度的微量气体和灰尘,这将不危及人体健康。只有当浓度达到较高值时(如工作位置上产生较高浓度的污染物),才能影响人体健康。

对于自然界经常出现的灰尘,人体有不同的防御器官,如眼泪、鼻子的过滤系统等。但是,很微小的颗粒还是能进入肺泡。

危及健康的物质可能是固体状态、液体状态、气体状态,甚至是尘状的。这些物质通过吸入、吞下或皮肤进入人体,对人体的影响主要是通过肺吸收,很小部分通过皮肤吸收然后由血液循环进入肝。图 3.5表示了人体吸收危险物质途径。

(1)急性影响

非常容易被辨认,它们通常表现为短期的影响,例如,呕吐、呼吸困难;严重的时候,会发生突然死亡。大多数情况下,这些症状是临时的,可以完全消失。

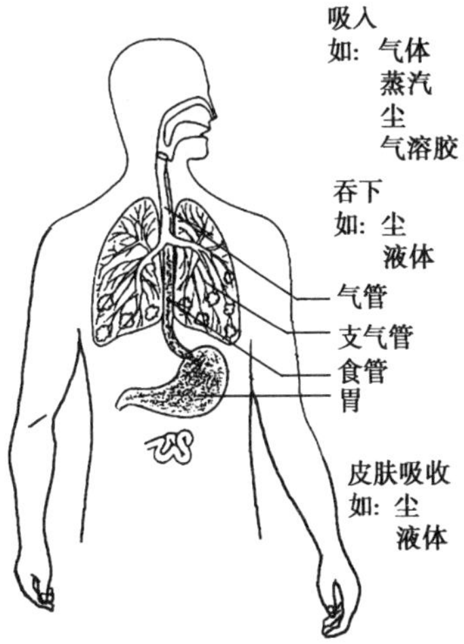

图 3.5   人体吸收危险物质途径

(2)慢性影响

可能会很多年才被发现,包括肌肉抽筋、记忆丧失、癌症。有时,如果这些毒性移动,症状可能会消失,但是这种危害是长久的。

因此,一个与事故预防相关的重要因素是与个人保护措施的程度有关。个人保护包括从使用适当的工作服到使用特殊用途的保护用具。

3.2.2   眼部保护

在职场某些工作中必须戴专门的护目镜,如图 3.6 所示。这种护目镜

应符合国家标准的规定。

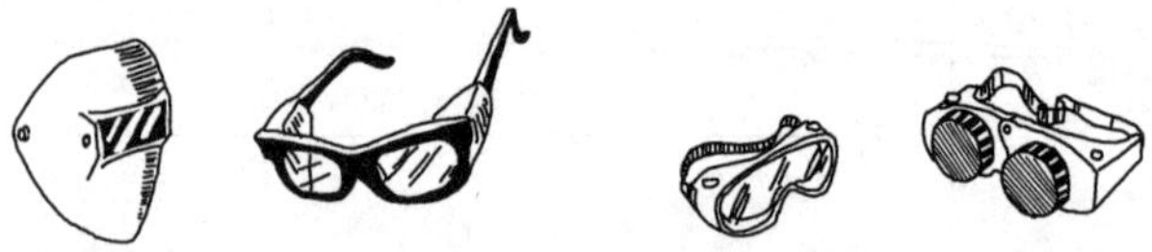

防电磁辐射面罩　防金属火花飞溅面罩　　　防水面罩　　　防腐蚀面罩

图 3.6　眼部保护用品

自测题2

完成下表，写出眼部保护面罩的种类：

一般危险	特殊危险	眼部保护
机械加工危险 如：火花、灰尘或空中飞的微粒	加工	
	磨削	
	切削	
化学危险 如：飞溅的液体、火焰或烧伤	处理化学试剂	
热或辐射危险	气焊	
	点焊	
	电焊	

3.2.3　保护性工作服

　　汽车修理工常见的保护性工作服是外套和安全鞋。安全着装要领如图 3.7 所示。

3.2.4　耳部保护

　　(1)噪声的简单影响

　　噪声是指"任何干扰的声音"。实际上，当它使人高兴或愉快时，它就被视为声音；当它很使人生气或恼怒时，它就是噪声。

　　噪声对人体的影响可通过测试反应出来，如血压、心跳和听力。此外，噪声还使人精神上增加负担，如紊乱、烦躁、生气、惊慌和疲劳等。图3.8表示了噪声紧张因素。

　　然而，耳朵没有天然的保护机构，即使睡觉时，耳朵也在监听，并能被闹钟闹醒。但是，长年地、大部分工作时间在85 dB(A)以下的噪声，将会

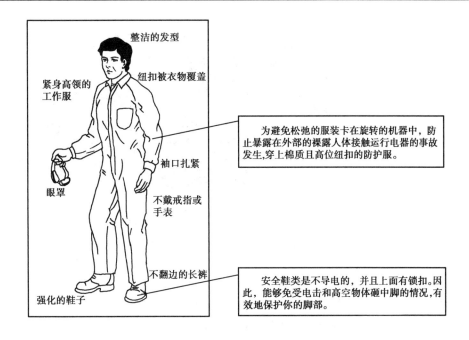

整洁的发型

紧身高领的工作服

纽扣被衣物覆盖

袖口扎紧

眼罩

不戴戒指或手表

为避免松弛的服装卡在旋转的机器中，防止暴露在外部的裸露人体接触运行电器的事故发生，穿上棉质且高位纽扣的防护服。

不翻边的长裤

强化的鞋子

安全鞋类是不导电的，并且上面有锁扣。因此，能够免受电击和高空物体砸中脚的情况，有效地保护你的脚部。

图 3.7   保护性工作服安全着装

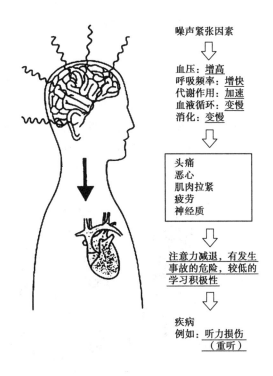

噪声紧张因素

血压：增高
呼吸频率：增快
代谢作用：加速
血液循环：变慢
消化：变慢

头痛
恶心
肌肉拉紧
疲劳
神经质

注意力减退，有发生事故的危险，较低的学习积极性

疾病
例如：听力损伤
（重听）

图 3.8   噪声紧张因素

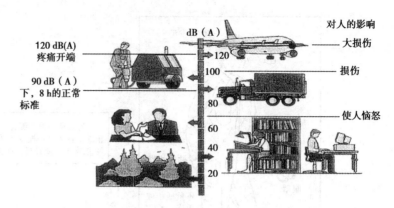

图 3.9 噪声水平对人体健康的影响

造成听力迟钝,这是一种相当普遍的职业病,这种职业病很不好治疗。图 3.9 表示了噪声水平对人体健康的影响。

根据汽车修理场中各工种噪声的强度、持久度、频率和范围不同,因此,噪声以以下 3 种方式影响员工健康:

●因短时间暴露在高噪声水平而暂时失聪。

●小范围暴露在非常高的噪声中(如发动机的噪声),易直接导致永久性失聪。

●工作生活长时间暴露在高噪声水平下产生永久性失聪。

由此可见,应该佩戴耳部保护用品防护人体耳朵,如图 3.10 所示。

(2)佩戴防噪声护具应注意的问题

●耳塞有大、中、小号之分,应根据自己的外耳道选配。

●佩戴耳塞时,应将耳塞轻轻推入外耳道,使之与外耳道舒适贴合。

●耳罩与防噪声罩佩戴前,应先进行外观检查,检查外壳有无裂缝、损坏等现象。佩戴时应调节耳罩位置,使之与耳廓舒适贴合。

●中耳炎患者不应使用耳塞,而应使用耳罩或防噪声帽。

佩戴耳塞后应无明显的痒、肿、痛和其他不舒适感。

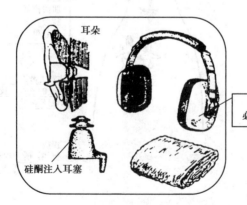

图 3.10 耳部保护用品

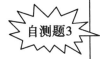

自测题3

下面是一张维修厂职责总表。说明了厂长和员工的职责,维修厂和员工都有责任履行降低噪声到最小值的义务。请在下表中勾出每个人和单位必须履行的项目。

厂长的职责	噪声在85 dB(A)以下遵守的职责	噪声在85 dB(A)时采取第一次行动	噪声在90 dB(A)时采取第二次行动
1. 把噪声降低到最低的可能程度			
2. 指定一个称职的人负责执行噪声的检测,并记录检测数据			
3. 尽可能降低耳部暴露在噪声下的危险			
4. 提供有关耳部危险的相应信息、指示和培训			
5. 用通知(布告)标示出合理可行的耳部保护区域			
6. 耳部保护用品: 　1)提供给需要的员工 　2)提供给暴露在危险状态下的所有员工使用 　3)及时维护和修理耳部保护用品			
7. 确保每一个进入耳部保护区的人都戴了耳部保护用品			
员工的职责			
员工必须遵循公司合理可行的耳部保护措施: 1)正确选择耳套 2)正确佩戴耳套			

3.2.5 头部保护

在车间可能使用3种头部保护物品,如图3.11所示。它们是布帽、发网帽和硬帽。

布帽　　　　　　　　发网帽　　　　　　　　硬帽

图3.11　头部保护用品

正确使用和维护安全帽的方法:

● 由带子调节缓冲衬垫的松紧,人的头顶和帽体内顶部的空间至少要有32 mm才能使用。

● 使用时不要将安全帽歪戴在脑后,否则会降低对冲击的防护作用。

● 安全帽带要系紧,防止因松动而降低抵抗冲击能力。

● 安全帽要定期检查、发现帽子有龟裂、下凹、裂痕或严重磨损等,应立即更换。

正确使用各类安全帽,如果戴法不正确,则不能起到充分防护作用,特别是对防坠落物打击的一类安全帽,更要懂得其性能,注意正确地使用和维护。

3.2.6 皮肤保护

全面的清洁皮肤,尤其是手、脸和颈部,特别重要的是保护手。

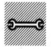

活动3　正确穿戴个人劳动防护用品、用具

1. 举出两个实例,何时应该戴手套:

(1)何时应该戴防热手套:

_____

_____

(2)何时应该戴塑料手套:

_____

_____

图3.12　拆装水箱盖

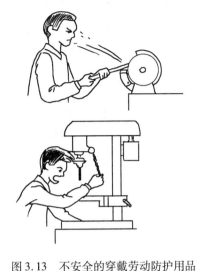

图 3.13 不安全的穿戴劳动防护用品

2. 请你指出图 3.13 中员工存在的危险,如何正确穿戴个人劳动防护用品?

_____

_____

_____

_____

_____

_____

自测题4

对下面的提问选择正确的答案:

1. 安全帽应保证人的头部和帽体内顶部的空间至少有____mm 才能使用。

   A. 20 mm   B. 25 mm   C. 32 mm

2. 耳罩的平均隔声值在____分贝,对高频噪声有良好的隔音作用。

   A. 10 dB(A)   B. 15 ~ 25 dB(A) C. 30 dB(A)

3. ____手套使用于防硫酸。

   A. 棉手套   B. 橡胶手套   C. 毛手套

4. 清除电焊熔渣或多余的金属时,应采取____措施才能减少危险。

   A. 清除的方向须靠向身体

   B. 佩戴眼罩和手套等个人防护用具

   C. 须开风扇,加强空气流通,减少吸入金属雾气

5. 防止毒物危害的最佳方法____。

   A. 穿工作服   B. 佩戴呼吸器具

   C. 使用无毒或低毒的替代品

6. 安全帽中____作业不宜使用小沿安全帽。

   A. 室内作业   B. 露天作业   C. 隧道

7. 安全带使用____年检查一次。

   A. 1   B. 2   C. 3

8. 在进行电焊操作时,必须佩戴____防护用具。

  A. 佩戴装有适当滤光镜片的眼罩或面罩

  B. 佩戴大眼镜

  C. 佩戴呼吸器

9. 处理液化气瓶时,应佩戴____保护用具。

  A. 面罩   B. 口罩   C. 眼罩

10. 操作机械时,工人要穿"三紧"式工作服,"三紧"是指袖紧、领紧和____。

  A. 口子紧   B. 腰身紧   C. 下摆紧

3.3　识别安全标志

许多职场都使用安全标志来帮助人们控制危险。标志和标记习惯被用来向每个人警告危险。它们会告诉你穿什么保护服装,展示紧急出口的位置及火灾紧急通道等,并给你清楚的指令。

安全标志是按照国际惯例规定的。总的来说,一个安全标志通过几何图形,对比强烈的色彩和标志或文字给出关于健康和安全的具体信息。

安全标志的几何图形和颜色有 4 种搭配方案。

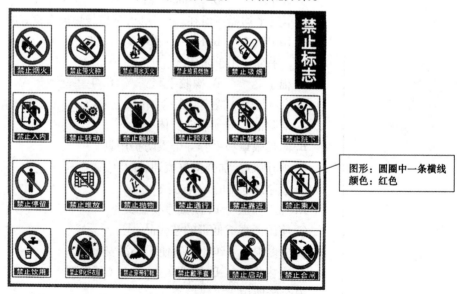

图形:圆圈中一条横线
颜色:红色

图 3.14　禁止标志

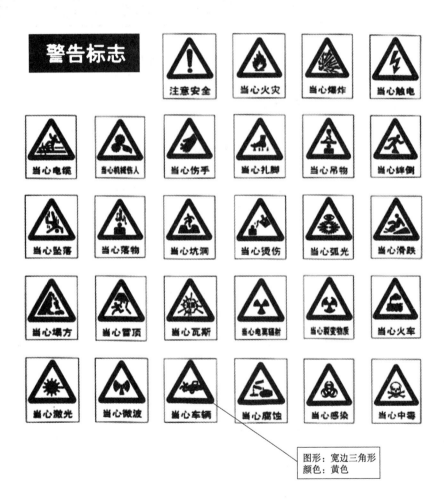

图 3.15　提示标志

图 3.16　警告标志

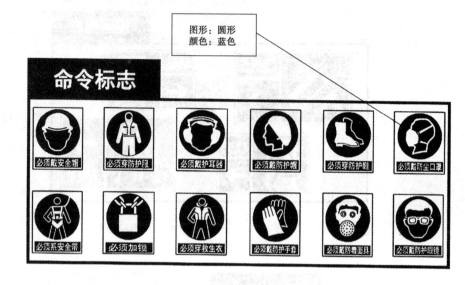

图 3.17　命令标志

活动 4　车间安全标志检查

对你所在的车间进行一次全面的检查,按照下面所描述的任何潜在的安全隐患和缺乏警告标志和指示通告的情况,做简要的记录:

1. 火灾危险、火灾防止:

_____

_____

2. 机器(钻孔机、气门研磨机等):

_____

_____

3. 车辆起重和举升机:

_____

_____

4. 起重设备:

_____

_____

_____

5. 焊接区域:

_____

_____

6. 电器(手钻和地灯等):

_____

_____

7. 蓄电池充电:

_____

_____

8. 空气压缩机:

_____

_____

9. 常规清洁(地板情况等):

_____

_____

10. 说出在车间的什么地方可以找到以下东西:

(1)急救设备:

_____

_____

(2)指定的急救员位置:

_____

_____

(3)灭火器位置和种类:

_____

_____

(4)机器隔离物的放置地方:

_____

3.4 实施正确的人工搬运步骤

3.4.1 手动搬运可能引起各种伤病的情况

- 肌肉扭伤和劳损。
- 引起肌肉、韧带、椎间盘和背部其他部位的受伤。图 3.18 表示了背部受伤情况。
- 软组织受伤,如腕关节、手臂、颈部或腿部的神经、韧带和肌腱。
- 腹部的疝。
- 慢性的疼痛。

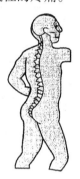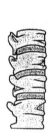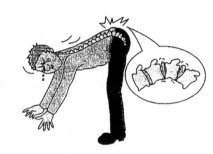

图 3.18 背部受伤情况举例

以上这些病症(与腕关节、手臂、肩部等软组织受伤有关)有一个共同的术语,称为职业性过度使用综合症。目前,该术语已取代了原来的称谓"重复性劳损"。常见的病情包括"作家型痉挛"和"网球型肘伤",这些病症在医学上又称为"腱鞘炎"。

大多数的手动搬运受伤都是由举、推、拉或者拿东西引起的。几乎日常中的各类活动都需要手工搬运,日常中大约 60% 的时间人体损伤都是由于扭伤和劳损,其中背、颈的受伤都是由不正确的手动搬运所造成的。

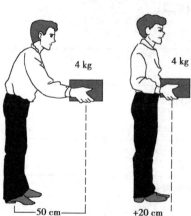

图 3.19 手动搬运

3.4.2 手动搬运

在工作场合中,如果你举起或者移动重物,应遵照正确的手动搬运(见图 3.19)的程序;如果你不能确定正确的搬运程序,请你向上级询问正确的举拿技巧、搬运技巧以及不正确手动搬运的危险性。

计划手动搬运应考虑以下因素：

- 材料的储藏
- 保持(堆放)场所的整洁
- 改变工作程序使不标准的手动搬运最小化
- 搬运技巧

(1)举升技巧

表 3.1 手动搬运举升技巧步骤

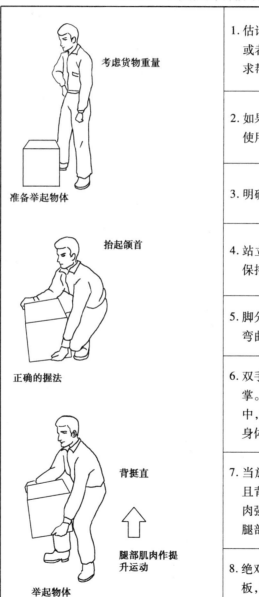

考虑货物重量 准备举起物体	1. 估计货物重量,如果货物太重或者难以操作,你可以提出需求帮助
	2. 如果货物太重,寻求帮助或者使用手推车
	3. 明确你的运输线路、道路清洁
抬起颔首	4. 站立时,接近物体双脚正确,保持平衡
	5. 脚分别站在物体的一侧,并且弯曲膝盖
正确的握法	6. 双手牢固地握住物体,运用手掌。在慢慢举起物体的过程中,使背挺直,站直,不要扭动身体,不要改变方向或移动
背挺直 腿部肌肉作提升运动 举起物体	7. 当放下物体时,弯曲膝盖,并且背放直,腿部肌肉比背部肌肉强壮,因此,必须运用你的腿部肌肉
	8. 绝对不要企图独自举起金属板,要求同事或者是利用叉车、手推车或者是其他的机械方式来移动金属板

(2) 搬运技巧

表 3.2   手动搬运技巧步骤

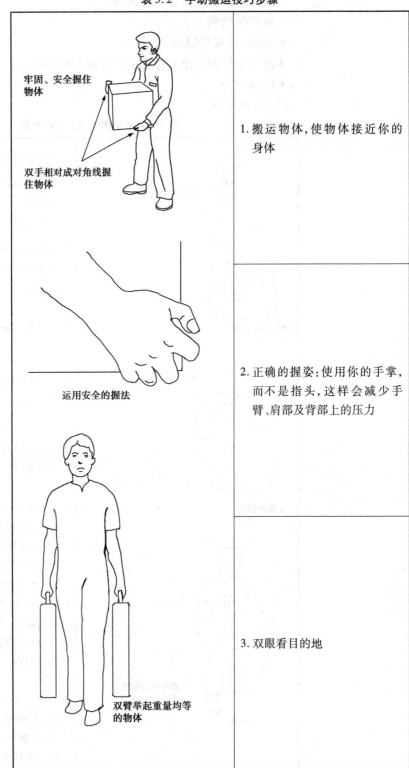

牢固、安全握住物体 双手相对成对角线握住物体	1. 搬运物体,使物体接近你的身体
运用安全的握法	2. 正确的握姿:使用你的手掌,而不是指头,这样会减少手臂、肩部及背部上的压力
双臂举起重量均等的物体	3. 双眼看目的地

（3）下蹲技巧

表 3.3　手动搬运下蹲技巧步骤

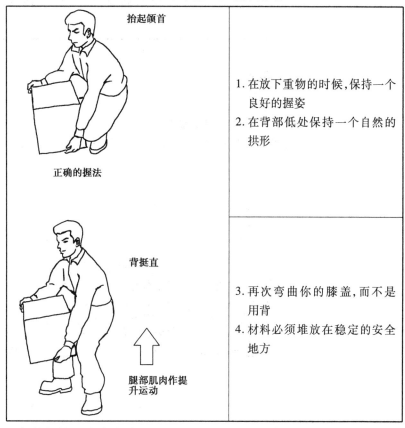

抬起颌首 正确的握法	1. 在放下重物的时候,保持一个良好的握姿 2. 在背部低处保持一个自然的拱形
背挺直 腿部肌肉作提升运动	3. 再次弯曲你的膝盖,而不是用背 4. 材料必须堆放在稳定的安全地方

当举起笨重或者庞大的材料时,特别是当物体存在以下情况,应该寻求帮助。

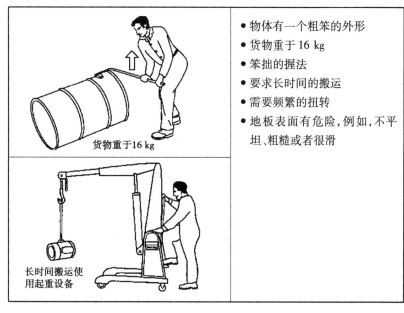

货物重于16 kg

长时间搬运使用起重设备

- 物体有一个粗笨的外形
- 货物重于 16 kg
- 笨拙的握法
- 要求长时间的搬运
- 需要频繁的扭转
- 地板表面有危险,例如,不平坦、粗糙或者很滑

> **提示**
>
> 搬运易燃易爆化学品时,应该轻拿轻放;不准拖、拉、抛和滚。

活动5 实施手动搬运步骤

1. 按照图3.20～图3.24的顺序进行模拟练习,并说明下图中人工搬运的操作要点:

● 个人举升:

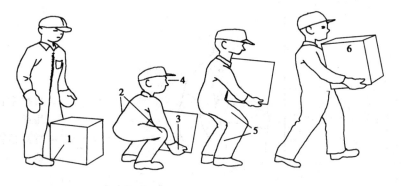

图3.20 个人举升步骤

(1) _____

(2) _____

(3) _____

(4) _____

(5) _____

(6) _____

● 当身体不能靠近搬运的物体时：

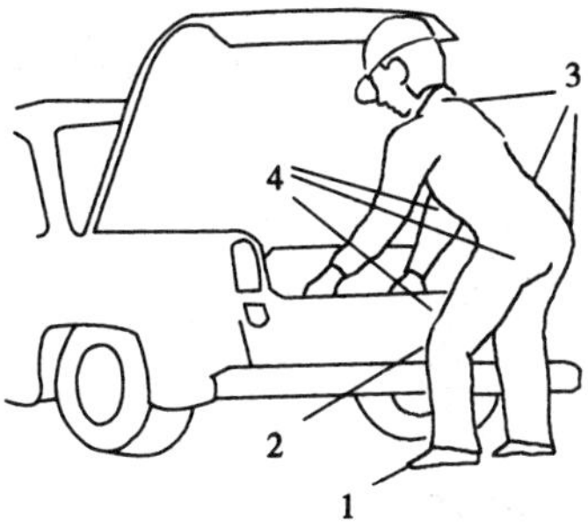

图 3.21　身体不能靠近搬运物体

(1) ＿＿＿＿＿＿＿＿＿＿＿＿＿＿

(2) ＿＿＿＿＿＿＿＿＿＿＿＿＿＿

(3) ＿＿＿＿＿＿＿＿＿＿＿＿＿＿

(4) ＿＿＿＿＿＿＿＿＿＿＿＿＿＿

＿＿＿＿＿＿＿＿＿＿＿＿＿＿＿

2. 卸货

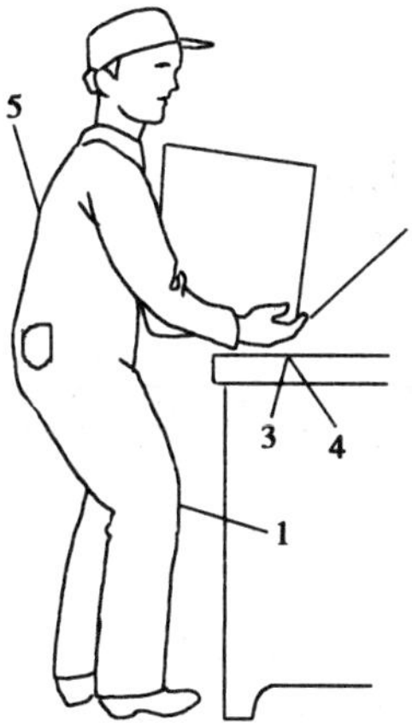

图 3.22　卸货步骤

(1) ＿＿＿＿＿＿＿＿＿＿＿＿＿＿

＿＿＿＿＿＿＿＿＿＿＿＿＿＿＿

(2) ＿＿＿＿＿＿＿＿＿＿＿＿＿＿

＿＿＿＿＿＿＿＿＿＿＿＿＿＿＿

(3) ＿＿＿＿＿＿＿＿＿＿＿＿＿＿

(4) ＿＿＿＿＿＿＿＿＿＿＿＿＿＿

3. 小组举升

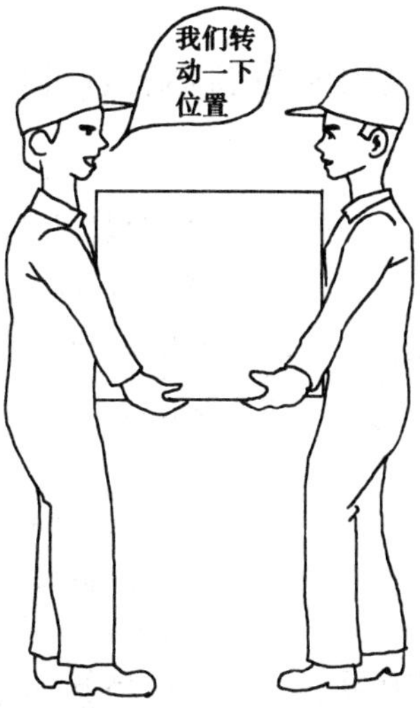

图 3.23　两人合作举升

(1) ＿＿＿＿＿＿＿＿＿＿＿＿＿＿

＿＿＿＿＿＿＿＿＿＿＿＿＿＿＿

(2) ＿＿＿＿＿＿＿＿＿＿＿＿＿＿

(3) ＿＿＿＿＿＿＿＿＿＿＿＿＿＿

(4) ＿＿＿＿＿＿＿＿＿＿＿＿＿＿

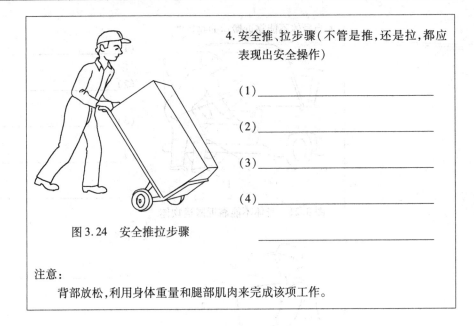

4. 安全推、拉步骤(不管是推,还是拉,都应表现出安全操作)

(1)＿＿＿＿＿＿＿＿＿＿

(2)＿＿＿＿＿＿＿＿＿＿

(3)＿＿＿＿＿＿＿＿＿＿

(4)＿＿＿＿＿＿＿＿＿＿

＿＿＿＿＿＿＿＿＿＿

图 3.24　安全推拉步骤

注意:

背部放松,利用身体重量和腿部肌肉来完成该项工作。

3.5　遵守使用机器设备和清洁工作场地的安全程序

汽车维修工作包括更换或修补轮胎,车身维修和喷漆,清洗部件及更换、添加润滑油,检修发动机、传动、转向及制动系统,更换蓄电池和添加散热系统(水箱)的冷却液等。若维修工忽视了安全工作程序或未采取各项安全措施,则会酿成重大的意外事故甚至导致伤亡。

3.5.1　未按照安全工作程序而遇到的意外伤害

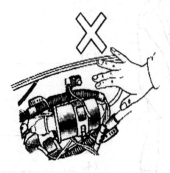

图 3.25　无防护罩易造成手损伤

(1)被转动中的机件夹压而受伤

当发动机启动后,身体不小心误触转动中的机件或穿着过宽松衣物被机件缠绕而受伤。

(2)火灾

焊接或切割遗留下的火种和不正确使用易燃物品都可以引起严重的火灾。

(3)灼伤

添加散热系统(水箱)冷却液时,不慎被飞溅的热水灼伤或被排气系统废气而灼伤。

（4）异物入眼

进行金属打磨、车身打蜡时，物料、碎屑飞出溅入眼睛。

（5）触电

身体误触高压电或电器设备损坏漏电而被电击受伤。

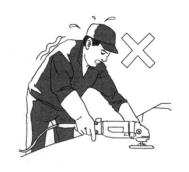

图3.26 未戴防护眼镜，异物入眼

（6）油渍

更换或储存废油时，留在地面上油渍未及时清理，导致滑倒。

（7）工具、零件随地摆放

工具、零件未分类存放易导致绊倒。

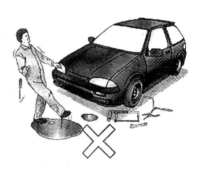

图3.27 地面有油渍

3.5.2 遵守使用机器设备安全程序

（1）使用举升设备举升车辆

●使用举升设备前，应检查该设备的操作状况，包括动力传动部分，如钢缆、螺丝杆、齿轮组或液压系统等。

●汽车被举升至合适高度后，升降台应被锁紧，以防止升降台突然下降。

●不应靠使用"千斤顶"去托起车身，应运用车轴托支架去支撑重量，还要观察地面是否平坦，车辆有否拉紧手制动和挂入空挡（自动变速器则挂入"驻车挡"P），以防止车辆溜动。

●选择合适的举升设备，不可超过规定的安全负载重量。

●升降设备必须定期由具有资格检验员测试、检验，而设备也要有合适的保养维修，确保操作正常。

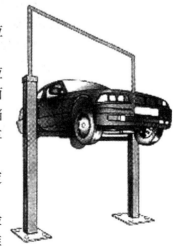

图3.28 举升车辆

（2）拆装重型机械组件

拆装重型机械部件是汽车修理工日常的检修工作之一，如发动机、变速器和转向系统等，在拆装工作中应注意以下工作：

- 利用机械辅助吊运重物，如油压吊机、变速器装卸举升台等。

- 吊运前应先计划整个吊运过程，并采取适当的措施。

- 保持足够的工作空间、通道平坦无阻和有充足的支援。

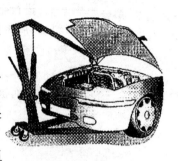

图 3.29 拆装发动机

- 工作前，应先检查有关的吊重机械和工具（铁链、吊钩等）。

（3）使用风动机械设备

- 使用风动扳手时，注意身体或衣物不要触及旋转部分，以免被缠绕，同时佩戴护目镜。

- 风泵、压力容器、风喉、接驳位置和传输系统要定期检查和保养，确保操作安全。

- 压力容器须由持有合格资格的检验员定期检查和发合格使用证书后，方可使用。

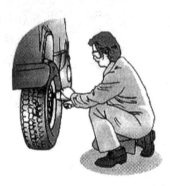

图 3.30 风动机械设备

（4）使用手动工具和个人防护装备

- 工作时留意工具尖锐部分，不应向着他人和自己身体。

- 工具须配备合适的握手位，如螺丝起子、手锉及手锥等的手柄。

- 工作时佩戴合适的个人防护装备，如护眼罩、保护手套和工作服等。

- 避免单独留在车底工作，应寻求同事支援，以便迅速完成工作，或应付突发事件。

- 留有长发者须妥善束紧长发和佩戴帽子，以免意外地卷入机器中。

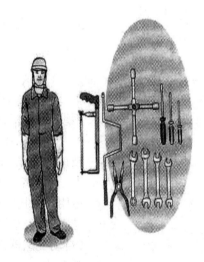

图 3.31 手动工具和防护装备

（5）车身焊接设备

• 进行焊接或切割前,应先检查设备各装置（氧乙炔焊:吹管、灯枪、单向阀、软喉、防止回火安全阀、压力表、压力调节阀及气瓶等;电焊机:焊钳、电焊、开关阀及变压器等）,确保操作正常,方可开始工作。

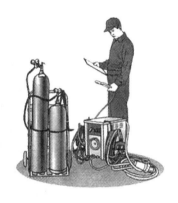

• 清理烧焊或切割位置上的油污、杂物,以减少受热后产生有毒烟雾,甚至发生火警的危险。

• 采取适当措施去保护或隔离汽车其他装置,如电线和燃油管等,以及附近的易燃危险品。

• 使用抽风设备将有毒烟雾抽走。

• 使用个人防护装备,如滤光眼罩、烧焊面罩、呼吸保护器、皮革手套和围裙等。

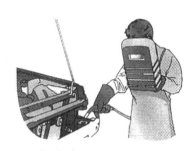

• 架设屏蔽,减少在附近工作的人员受到烧焊强光的影响。

图 3.32　焊接设备

• 准备适当的灭火设备。

• 提供有关焊接和切割工作安全事项中涉及的设施。

（6）金属打磨及切割设备

• 使用打磨机械进行工作时,操作员必须接受有关安全培训,并获得资格证书后才能操作。

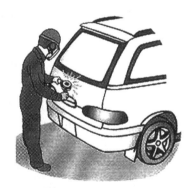

• 打磨机械（尤其是砂轮、锯盘等）,以及检查、维修或更换砂轮、磨盘、锯盘等,须由合格资格的有经验人员进行。

• 打磨机械的转速不可超过磨轮、磨碟、锯碟所允许的最高工作速度。

• 打磨机器须装配适当的护罩,并调至正确位置以保护操作员。

• "磨刀砂轮"必须装有托架,并调校砂轮工作面的适当距离,以支撑工件。

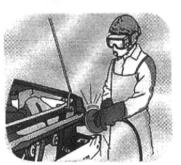

• 在进行打磨或切割工作时,切勿施加重压,以免砂轮、磨碟、锯碟突然破裂爆开。

图 3.33　金属打磨及切割设备

• 工场内张贴警告告示或海报,以

提醒操作员有关打磨机械所产生的危险和安全守则。

● 工作时必须使用适当的个人防护装备,如护眼罩、吸收保护器、耳塞、手套和工作服等。

(7)车身喷漆

● 所有喷漆工作须在指定工作地点(如喷漆房)进行,而喷漆工作地点的建筑物和设备必须符合法律规定。

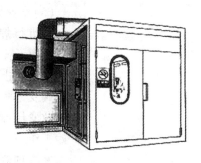

图 3.34　车身喷漆房

● 喷漆工作地点内严禁吸烟、饮食或使用任何可能产生明火或火花的工具。

● 使用化学品(油漆、溶剂)前,应取得有关的安全材料数据资料表,并遵守有关安全事项。

● 喷漆工作地点应装有良好的抽风及过滤系统,并能及时将雾化的油漆微粒抽走和消除异味。

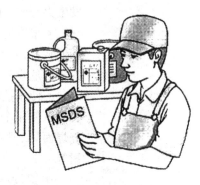

图 3.35　化学品安全使用

● 化学品应妥善地盖好,贴上标签并存放在适当的化学品储存柜内。

● 喷漆工作地点需要提供足够的灭火设备,以供紧急时使用。

● 进行喷漆工作时,必须佩戴个人防护装备,如护眼罩、呼吸保护器、手套和工作服等。

● 废弃的油漆、溶剂或玷污的碎布应存放在适当的回收容器内,封盖妥当,并由指定承办商进行处理。

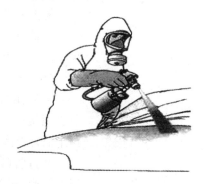

图 3.36　喷漆佩戴劳动用品

活动 6　遵守设备安全操作程序

1.指出使用手动工具方法不当而可能引起的伤害。

工　作　场　景		可能产生的伤害
扳手和螺母不配套		
使用过短的扳手,用力不当		
使用没有把的锉刀		
螺丝刀口钝		
使用菌形头的凿子		
使用榔头的头部撞击		
用锉刀打孔		

2.使用举升附件和装置举升车辆时,应遵循的安全工作程序。

（1）举升附件

将发动机从车上拆卸时,需要用到一系列附件支撑发动机连接至举升架。通常举升附件有吊钩、链、钢绳、吊环螺栓或吊耳,如图3.37所示。

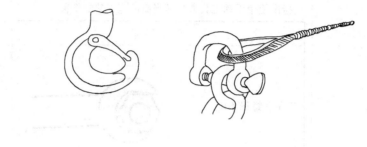

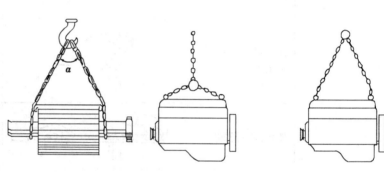

图3.37　吊钩、链、钢绳、吊环螺栓或吊耳

采用链条或举升钢绳进行举升两钢绳（或链条）间的安全角度是多少?

_____

如果夹角还要继续增大,该拉力对钢绳具有什么影响?

_____

当使用钢绳时,有哪4点操作规程应得到监督?

1）_____

2）_____

3）_____

4）_____

（2）举升装置

举升装置根据动力进行分类有机械式、液压式和电动式。

作为通用原则,任何超过20 kg的物体,都需要一些形式的动力举升装置来给予支撑或移动物体。

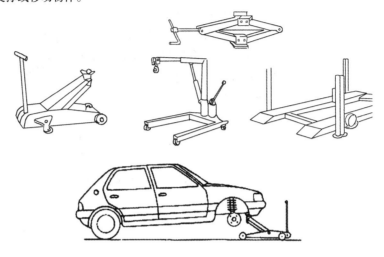

图3.38　液压举升装置

当采用举升来移动物体时,必须按照哪些安全规则进行操作?

1）_____

2）_____

3）_____

4）_____

5）_____

6）_____

3. 请你查阅空气压缩机的使用手册,确认机器保养部件,描述安全使用机器的操作要点。

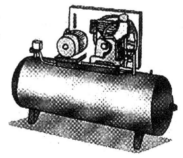

图3.39　空气压缩机

3.5.3 清洁工作场地

安全和整洁的工作环境,不但减少意外事故,更能增加工作效率,同时也给顾客留下一个良好的印象。以下是清洁整理工作场所的一些要点:

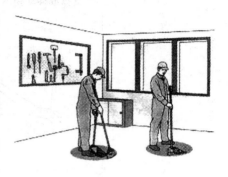

图 3.40　平坦、清洁地面和工具存放

- 保持通道和紧急出口畅通无阻。
- 地面平坦清洁,没有油渍和水渍。
- 手动工具存放在适当的工具架或工具车上。

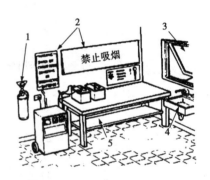

- 在适当的地方设置足够的灭火器,并展示禁止吸烟标志。
- 工厂应提供适当的急救设备、卫生设施和洗涤设备。

图 3.41　消防、洗涤等设备

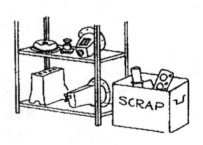

- 物料存放区应分割清楚。化学品、易燃物品储存柜应有明确的标志。

图 3.42　物料的分类摆放

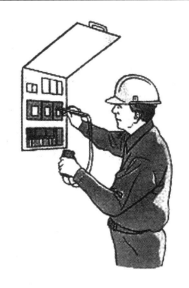

　　• 定时检查及测试吊重机械和装置,以及风动或液压装置等。
　　• 所有电力装置须由合格资格的电业工程人员进行安装和维修,并定时检测其安全装置,如漏电断电器及保险丝等。

图 3.43　使用设备前检查电源装置

活动 7　实施清洁工作场地步骤

1. 你看见图中存在什么危险,为了自己和他人的安全你该怎样做?

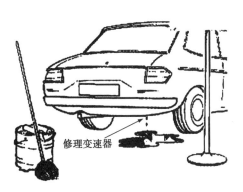

修理变速器

图 3.44　地面有油渍

_____

_____

_____

_____

81

2.从图中你观察到什么危险？如果你是一名工人,在工作前、工作中或下班后,该
采取什么预防措施?

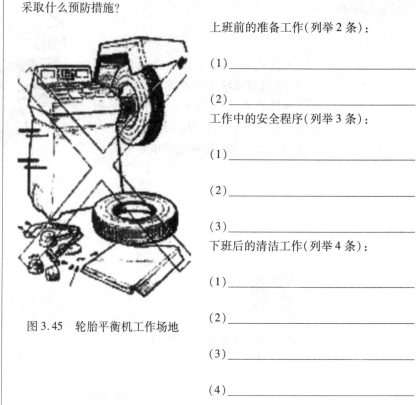

图 3.45　轮胎平衡机工作场地

上班前的准备工作(列举 2 条):

(1)＿＿＿＿＿＿＿＿＿＿＿＿＿＿＿＿＿

(2)＿＿＿＿＿＿＿＿＿＿＿＿＿＿＿＿＿

工作中的安全程序(列举 3 条):

(1)＿＿＿＿＿＿＿＿＿＿＿＿＿＿＿＿＿

(2)＿＿＿＿＿＿＿＿＿＿＿＿＿＿＿＿＿

(3)＿＿＿＿＿＿＿＿＿＿＿＿＿＿＿＿＿

下班后的清洁工作(列举 4 条):

(1)＿＿＿＿＿＿＿＿＿＿＿＿＿＿＿＿＿

(2)＿＿＿＿＿＿＿＿＿＿＿＿＿＿＿＿＿

(3)＿＿＿＿＿＿＿＿＿＿＿＿＿＿＿＿＿

(4)＿＿＿＿＿＿＿＿＿＿＿＿＿＿＿＿＿

单元鉴定

鉴 定 内 容	肯定回答
你是否完成活动1~活动7及自测题1~自测题4,并得到教师的确认	
你是否根据已有程序和预定标准,收集、分析和组织完成资料	
你是否通过标准的精确性和有效性,正确地交流信息	
你是否按计划有组织的活动完成目标	
你是否充分使用学习资源,达到学习目标	

操作完成水平:

上述表格中所有项目必须是肯定回答。如果不是,应咨询教师。你可以要求附加有关活动,以便完成要求的操作技能。

教师签字:＿＿＿＿＿＿＿＿＿＿＿＿＿＿＿＿＿＿＿＿＿

学生签字:＿＿＿＿＿＿＿＿＿＿＿＿＿＿＿＿＿＿＿＿＿

完成日期和时间:＿＿＿＿＿＿＿＿＿＿＿＿＿＿＿＿＿

单元学习评估

评估方法:学生评估和教师评估。

评估内容:学习效果。

评估表格:现在学生已经完成了这一单元的学习,我们希望学生能对所参与的活动提出意见。请在下表中相应的栏目内打"√"。

评 估 内 容	非常同意	同意	没有意见	不同意	非常不同意
1.这一单元给我很好地提供了……的综述					
2.这一单元帮助我理解了……的理论					
3.我现在对尝试……感到了自信					
4.该单元的内容适合我的需求					
5.该单元中举办了各种活动					
6.该单元中不同部分融合得很好					
7.单元学习中教师待人友善、愿意帮忙					
8.单元学习让我做好了参加鉴定的准备					
9.该单元中所有的教学方法对我的学习起到了帮助作用					
10.该单元提供的信息量正好					
11.鉴定是公平、适当的					
你对改善本科目后面单元的教学有什么建议?					

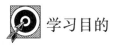 执行应急救援程序

 学习目的

帮助你认识到职场事故发生后有关的安全应急救援程序,减少事故带来的损失和伤害。

1. 认识事故应急预案的级别及基本应急程序。

2. 按照规定执行紧急情况报警程序。

3. 按照规定执行紧急疏散程序。

4. 按照规定执行火灾消防程序。

5. 了解事故报告程序。

6. 填写事故调查报告。

 学习资源

有关国家职场安全的法律规定,可以查询文字材料或者电子材料。

《中国职业安全健康管理体系内审员培训教程》(刘铁民主编)

《重大事故应急救援及预案导论》(吴宗之,刘茂主编)

GB/T 28001—2001《职业健康安全管理体系规范》企业实施指南

《安全生产事故案例分析》(王显政主编)

电子材料的网址:www.fosu.edu.cn/shequ/sos/mhq.htm

www.5233.com.cn 中国安全工程师俱乐部

www.Anquan.com.cn 安全文化网

安全工作条例和工作场所疏散说明

危险化学物质和危险商品的相关信息

设备

汽车维修车间或模拟车间。

符合安全工作条例的工作环境。

消防设备和防火检测设施。

学习步骤

4.1 认识事故应急预案的级别和基本应急程序

事故应急救援预案又称为事故应急计划,是针对各种可能发生事故所需的应急行动而制订的指导性文件,是事故预防系统的重要组成部分。

事故应急预案总目标是控制紧急事件的发展并尽可能地消除事故,将事故对人、财产和环境的损失减少到最低限度。

事故应急救援包括事故单位自救和对事故单位以及事故单位周围危害区域的社会救援。其中,工程救援和医学救援是应急救援中最主要的两项基本救援任务。在这里介绍工程救援的基本任务。

4.1.1 事故应急预案的级别

在应急救援的不同阶段实施什么行动要依靠决策过程,反过来,则要求对事故发展过程的连续评价。无论是谁只要发现危险的异常现象,第一反应人就应立即启动应急预案。

不同的人判断相同事故会产生不同的分级。为了消除紧急情况下产生的混乱,应参考企业和政府部门制订的事故分级指南。

应急行动级别是事故不同程度的级别数。事故越严重,数值越高。大多数工业企业采用以下三级分类系统:

一级——预警:这是最低级别应急级别。

定义:是企业可扩展的异常事件或容易被控制的事件。如小型火灾或轻微毒物泄漏对企业人员的影响,可以忽视。

通报:一般情况下,不需要通报。

行动:不需要援救。

二级——现场应急:这是中间应急级别。

定义:已经影响企业的火灾、爆炸或毒物泄漏,但不会超出企业边界。外部人群一般不会受到事故的直接影响。

通报:通报上级安全主管部门负责人。

行动:需要外部援助,企业外人员如消防、医疗和泄漏控制人员应该立即行动。

三级——全体应急:这是最严重的紧急情况。

定义:通常表明事故已经超过了企业边界。在火灾和爆炸事故中,这种级别表明要求外部消防人员控制事故。

通报:上级部门及国家有关安全管理部门。

行动:根据不同事故的类型和外部人群可能受到影响,可决定要求进行安全避难或疏散。同时也需要医疗和其他机构的人员支持,启动企业外应急预案。

在紧急事件初始阶段,某人可能是第一个发现者,他决定是否启动报警程序,也会决定启动相应的反应机制。

4.1.2　基本应急程序

基本应急程序主要是针对任何事故应急都必需的基本应急行动,包括一系列的子程序。

程序名称	程序描述
1. 报警程序	报警程序是指在发生紧急情况或突发事故过程中,任何人都有可能发现事故或险情,此时其首要任务就是向有关部门报警,提供事故的所有信息,并在力所能及的范围内采取适当的应急行动
2. 通讯程序	通讯程序是在应急中可能使用的通讯系统,以保证应急救援系统的各个机构之间保持联系
3. 疏散程序	疏散程序的主要内容是从事故影响区域内疏散的必要行动
4. 交通管制程序	危险品运输车通过重要区段时,为防止交通阻塞和人员的过于密集带来的危险,应该实施交通管制,从而使危险品车辆顺利地通过复杂的关键路段,极大地降低危险。交通管制的程序主要包括警戒、约定的交通管制和快速交通管制
5. 恢复程序	恢复程序是使在事故中一切被破坏或耽搁的人、物和事得到恢复,进入正常运作状态

活动1　[案例4.1]　实施基本应急程序

某煤矿采区发生一起特别重大瓦斯爆炸事故,造成162人死亡,37人受伤(其中重伤14人),直接经济损失1 227.22万元。

事故发生时,当班井下有244人作业。41116回风巷掘进工作面因更换局部通风机停电造成瓦斯超限。20:38,该矿调度室接到电话汇报1740水平车场有股浓烟出来。调度员立即通知井下作业人员立即撤离,同时,向矿领导、矿务局调度室汇报,并通知救护队进行抢救。23:40,矿务局有关领导到达该矿,成立了抢救指挥中心,矿务局长和该矿矿长任总指挥。

事故调查领导小组认为这是一起因机电等引起,管理混乱,现场人员违章拆开矿灯,产生火花造成瓦斯爆炸的重大责任事故。

请你回答下面问题,请在正确的答案打"√"。

1. 此次瓦斯爆炸,应该启动哪级应急方案? 一级 □　二级 □　三级 □

2. 请问该矿在瓦斯爆炸事故后,采取了哪些基本应急程序?

报警程序 □　通讯程序 □　疏散程序 □　交通管制程序 □　恢复程序 □

3. 你认为事故发生后应该怎样做,才能减少更多的损失?

_____

_____

4.1.3　应急救援培训内容

无论应急资源多么充分,应急组织多么完善,如果缺乏常规的、必要的人员培训和应急行动的演练,任何一个事故应急救援行动都不会获得成功。不管针对哪种事故应急,培训都必须包括以下内容:

1)事故报警。

2)紧急情况下人员的安全疏散。

3)个人防护措施。

4)对潜在事故的辨识。

5)灭火器的使用以及灭火步骤的训练。

4.2 执行紧急情况报警程序

4.2.1 报警程序的目的

- 主要指导人员如何使用报警与通讯设备。
- 明确安全人员、操作人员或其他人员的报警职责。

4.2.2 汽车修理常见的紧急事故情况类型

- 火灾
- 化学品的溢出和释放
- 爆炸威胁
- 水灾危害

4.2.3 报警通告范围

在具体执行报警操作时,应该根据事故的实际情况,决定报警的接受对象,即通告范围。其通报流程如图4.1所示。

4.2.4 执行企业内紧急报警步骤

(1)企业内应急报警系统

通常,工业企业使用的报警与通信设备为电话、报警器、信号灯及无线电等。

应急报警系统的声音规定如下:

- 火警——高声呼喊。
- 气体泄漏报警——间断高/低声。
- 全体警报——持续声。

> 📝 提示
> - 使用无线电、网络、电话通知厂内部时间不应超过5 min。
> - 通知人员:所有参观者、承包商及工作人员。

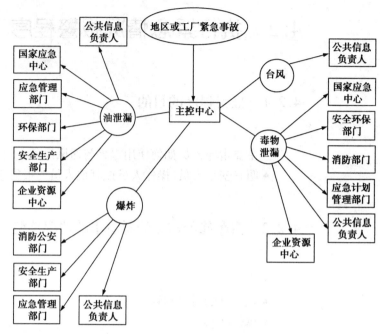

图 4.1 通报——指挥流程图

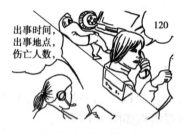

图 4.2 拨打报警电话

（2）紧急报警步骤

当人们遇到了紧急情况,需要救护车,请拨打急救中心电话"120";当需要消防队员帮助时,请拨打火警电话"119"。

1）当紧急话务员回答时,要清楚叙述你所要求的服务项目。

2）镇静而口齿清楚地表达信息,做好准备回答任何问题。

3）叙述问题的主要内容如下:

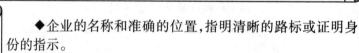

◆企业的名称和准确的位置,指明清晰的路标或证明身份的指示。

◆报警人的姓名和电话号码。

◆紧急事故的大致情况:如泄漏化学物质名称,该物质是否为极危害物质,泄漏时间及持续时间,泄漏量等。

◆围困受伤者的数量。

◆有关受伤者伤害情况的信息。

◆涉及的危险,如火、化学溢出物和烟。

◆获得进一步信息,需联系人的姓名和电话号码,以便得到更多的信息。

4）等待直到告诉你挂掉为止。

5）让某个人留在一个标志显眼的地方,指引紧急服务车辆到达正确地点。

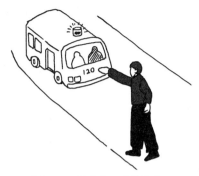

图4.3 接应"120"救护车

> 拨打"119"、"120"电话,要求火警消防队员或者急救车。

> 拨打企业毒性资料中心电话,要求处理毒物泄漏方案。

活动2 [案例4.2] 实施报警程序

广东江门市新会区崖门镇祥记汽车维修厂发生一起油罐车爆炸惨剧,3人遇难。经调查,事故原因是未经专业培训的两名工人在电焊作业时违规操作,火花点燃了油泵里残留的油料,引爆了卡车油罐。该汽修厂老板黄某已被刑事拘留。

事故的经过:1月25日下午,同村的何某到祥记维修厂取修好的小型油罐卡车,检查时发现车后尾灯不亮,便要求工人再检修一下线路。工人修好线路,把卡车油泵重新装上去,一名工人拿起电焊机焊了两下没有修好,让他人帮忙,另一名工人就用电焊机固定油泵,刚用电焊机点了两下,就听到"轰"的一声巨响,整个小卡车被炸成了一堆废铁,小小的维修厂顿时成了一片火海。

请问如何实施火警报警程序?

拨打电话号码:_____

企业名字:_____

准确地址:_____

火灾原因:_____

受伤人员情况:_____

将涉及到的危险:_____

报警人姓名和电话:_____

4.3 执行紧急疏散程序

职场的紧急情况,例如,火灾和化学品泄漏,如果处理不好,可能导致大规模的重大伤害和灾难。然而减少伤害和死亡的关键是采取迅速的、有计划的控制行动,进行紧急情况疏散程序的演练培训。

4.3.1 实施紧急情况疏散程序的关键因素

1)证明造成职场紧急情况疏散的条件和事件级别的根据。

2)疏散程序步骤详细说明了控制或限制每种特殊紧急情况的危险性。

3)单位负责人宣布疏散程序的计划和处理的应急预案级别。

4)疏散路线的图解、标语及出口标志清楚地展示在醒目的地方。

5)明确应急反应组织人员的责任。应急反应组织中的人员包括单位安全责任人、火警火情控制小组和应急急救人员。

6)应急反应组织成员大多数进行了有关应急技能的详细训练,其他负责人至少要进行基本的训练。

7)明确职场中其他人的责任。

8)执行例行的疏散演习和紧急系统的测试,如火警报警和警卫电话。

9)安全疏散的程序、集合和清理人数。

即使有了有效的程序,汽车修理场必须具备一些基本的应急器具或者基础设施。在小型汽车修理场,这些设施就是指火灾和烟检查系统,灭火器、灭火水龙带和潜在的防火墙、门或消防井。

4.3.2 火警疏散程序的典型步骤

1)当你听见"准备疏散"的警告信号或者被告知将被疏散时,关掉电源。

2)当疏散警报响起,就试图接近你所能去的所有窗户、门口,离开这些地区。如果很难关闭门、窗或者接近它们,不要试图关闭它们而浪费时间。不要锁门,这样会使消防云梯很难到达这个地区。

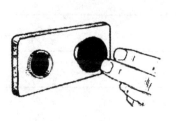 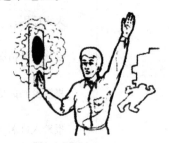

图4.4 按动报火警信号按钮　　　图4.5 同时呼喊救助

3)按照规定向管理人员上报。不同情况的具体报告对象详见4.6节说明。

4)协助那些不了解这一工作地区的特殊人群,如客户、供应商和参观者等继续走到安全紧急出口。

5) 如果你在高层或低层地方工作,使用紧急通道,遵循火警管理的用法说明,因为它会指引你走向安全出口。

6) 不要使用电梯。除非它们拥有承受火灾的特殊设计。其原因是电梯线路通常很快被大火影响烧断。如果电梯下落,电梯的乘客就会被困在其中。

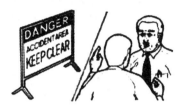
图 4.6　向上级报告

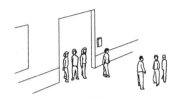
图 4.7　由疏散通道撤离

7) 到达集中地,并且开始统计你工作场所附近的所有人数。

8) 不要企图再次进入建筑物,直到发出警报解除信号。不管是演习疏散还是真正的疏散,都应该遵循标准的疏散程序。唯一例外的是,你的主管和管理者建议改变疏散程序。

活动 3　识别车间内的疏散通道
1. 请认识车间或模拟车间的安全疏散通道标志。
2. 并沿着安全通道标志走一遍。
3. 请你画出车间某一条安全通道的示意图。

4.4　执行火灾消防程序

4.4.1　火灾发生的 4 个基本因素

要素 1——燃料

燃料是指任何易燃物质,即任何可以燃烧的液体、固体或气体。如汽油、柴油和煤油等各种润滑油品。

要素2——着火源

着火源就是指点火所需的热量。这可能是一个火花、裸露的火焰、烟蒂、摩擦或者带电的插座。热量对于维持火的势头,特别是液体或固体的燃料火灾是很重要的。

要素3——氧气

空气里有20%的氧气,其中只有16%的氧气可以燃烧。

要素4——化学反应链

当着火发热时,适量的燃料和氧气在合适的条件下能产生火灾。

这4种因素组合了所谓火灾四面体形式。了解这4种因素是了解火灾防护和怎样灭火的关键。

4.4.2 车间防火措施

防止或灭火的原则是要求你必须按照火灾形成的4要素之一行动,必须努力阻止着火源产生或者减小燃料量;而减小氧气的总数量是不可行的,因为火灾需要的氧气比空气中氧含量少得多。因此,在汽车维修工作中,应采取以下措施避免火灾:

◆只能在吸烟区吸烟。

◆通道和出口不能储放物品和废物,减少易燃材料。

◆迅速移开废纸、包装箱、旧布等易燃物质,避免火灾危险。

◆确定电器具(电炉等)在下班后关掉,包括电脑及电脑监视仪。

◆及时更换任何破裂的、磨损的或损坏的电插座。

◆确定发热器周围安装在空气流通的地方,如电话等。

◆避免运作的电线或电插头通过门或走道,应该把它们放在机器或办公用具后面或下面。

◆不能使用超功率插座或延长配电板。

如果发生火灾,你应该首先拉警报(如通过"打破玻璃"警报,联系管理者等),并且在做任何事之前,打电话报火警。在拉响警报以后,如果火小,你应该试图灭火,及时消除火险。因此,你必须经过灭火器使用训练,确认你能选择和使用正确的灭火设备去处理火情。

4.4.3　正确使用灭火器

当火势形成后,灭火的基本对策就是抑制和扑灭火焰。因此,你必须明白起火的原因,各类型的灭火器产生的灭火作用,以及实施灭火的特殊技术要求。

(1)灭火原理

当使用某一种灭火器灭火时,必须做到以下工作:

➤ 隔离燃料——借助于这种灭火器中灭火剂的某些特定的功能,设法使可燃物与氧化剂(氧气)彻底隔绝。

➤ 隔离氧气——将可燃物周围的氧气稀释或消耗到支持燃烧的浓度值以下。

➤ 减少热量——大大降低可燃物表面的温度,或抑制和破坏链式燃烧反应。

(2)火被分为以下四种

在 GB 5907—86《消防基本术语 第一部分》标准中,将火灾分成 A,B,C,D 4 类。

A 类火灾:指含碳固体可燃物燃烧所产生的火灾。如木材、棉、毛、麻、纸张、橡胶和塑料等物质燃烧所产生的火灾。

B 类火灾:指可燃液体和可熔化的固体燃烧所产生的火灾。如汽油、煤油、柴油、甲醇、乙醇、乙醚、沥青和石蜡等物质燃烧所产生的火灾。

C 类火灾:指可燃气体燃烧所产生的火灾。如煤气、天然气、液化石油气、甲烷、乙烷和氢气等物质燃烧所产生的火灾。

D 类火灾:指活泼金属燃烧所产生的火灾。如钾、钠、镁、钛、锂和铝镁合金等物质燃烧所产生的火灾。

在一些国外的标准中,同样也是将火灾分成了 A,B,C,D 4 类(Class A Fire, Class B Fire, Class C Fire, Class D Fire),其中,A 类火灾和 D 类火灾与我国的分类相同,但 B 类火灾却是将可燃液体和可燃气体所产生的火灾合并成一类,而 C 类火灾则是特指电气设备所产生的火灾。

(3)正确选择和使用常用灭火器

灭火器的种类很多,常用灭火器按所充装的灭火剂则可分为泡沫、干粉、洁净气体和二氧化碳等。

1)泡沫灭火器

适用范围:主要适用于扑救 A 类火灾,如木材、纤维和橡胶等固体可燃物火灾;B 类火灾,如油制品和油脂等火灾。

泡沫灭火器的使用方法如图 4.8 所示。

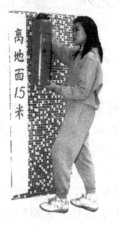

1. 右手握住压把,左手托住灭火器底部,轻轻地取下灭火器。

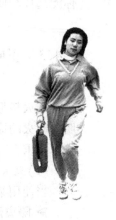

2. 右手提着灭火器到现场。

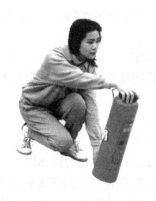

3. 右手揾住喷嘴,左手执筒底边缘。

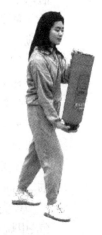

4. 把灭火器颠倒过来呈垂直状态,用劲上下晃动几下,然后放开喷嘴。

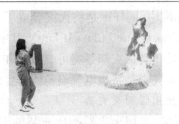

5. 右手抓筒耳,左手抓筒底边缘,把喷嘴朝向燃烧区,站在离火源 10 m 的地方喷射,并不断前进,围绕着火焰喷射,直到把火扑灭。

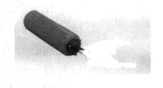

6. 灭火后,把灭火器卧放在地上。喷嘴朝下。

图 4.8 泡沫灭火器的使用方法

2)二氧化碳灭火器

适用范围:它主要适用于各种易燃、可燃液体、可燃气体火灾,还可扑救仪器仪表、图书档案、工艺品和低压电器设备等的初起火灾。

二氧化碳灭火器的使用方法如图4.9所示。

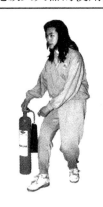

1.用右手握住压把。

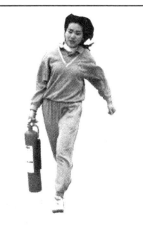

2.用右手提着灭火器到现场。

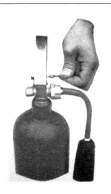

3.除掉铅封。

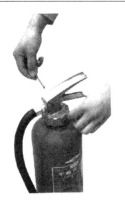

4.拔掉保险栓。

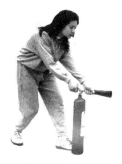

5.站在距火源2 m的地方,右手拿着喇叭筒,右手用力压下压把。使用时,不能直接用手抓住喇叭筒外壁或金属连线管,防止手被冻伤。

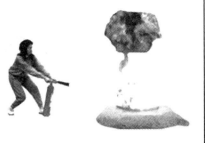

6.对着火焰根下部喷射,并不断推前,直到把火焰扑灭。

图4.9　二氧化碳灭火器的使用方法

3)干粉(碳酸氢钠)灭火器

适用范围:它主要适用于扑救各种易燃、可燃液体,易燃、可燃气体火灾,以及电器设备火灾。

干粉(碳酸氢钠)灭火器的使用方法如图4.10所示。

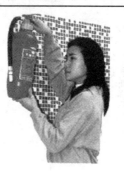

1. 右手握住压把,左手托住灭火器底部,轻轻地取下灭火器。

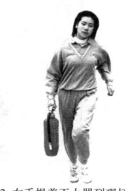

2. 右手提着灭火器到现场。

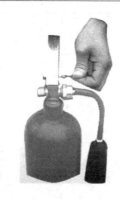

3. 除掉铅封。

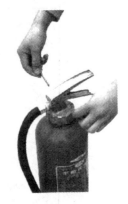

4. 拔掉保险栓。

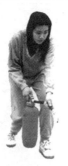

5. 左手握着喷管,右手按着压把。

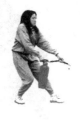

6. 在距火焰5 m的地方,右手用力压下压把,左手拿着喷管对准火焰根部左右摆动,喷射干粉覆盖整个燃烧区。

图4.10 干粉(碳酸氢钠)灭火器的使用方法

4)推车式干粉灭火器使用方法

适用范围:主要适用于扑救易燃液体、可燃气体和电器设备的初起火灾。该灭火器移动方便,操作简单,灭火效果好。

推车式干粉灭火器的使用方法如图 4.11 所示。

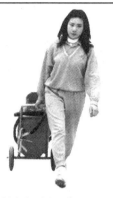

1.把干粉车拉或推到现场。

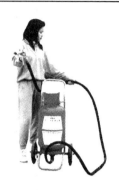

2.右手抓着喷粉枪,左手顺势展开喷粉胶管,直至平直,不能弯折或打圈。

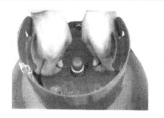

3.除掉铅封,拔除保险销。

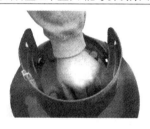

4.用手掌使劲按下气阀门。

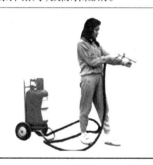

5.左手把持喷粉枪管托,右手把持枪把用手指扳动喷粉开关,在距燃烧处5 m左右对准火焰喷射,不断靠前左右摆动喷粉枪,把干粉笼罩住燃烧区,直到把火扑灭为止。

图 4.11　推车式干粉灭火器的使用方法

5)气体灭火器使用方法

适用范围:它适用于特殊地方的火灾,应该摆放在方便易取的地方,也便于常规的检查和维修。主要适用于贵重品、仪表等物体。

气体灭火器的使用方法同前面二氧化碳灭火器的方法。

(4)灭火器灭火步骤

如果发现火灾处于初期,在灭火前拉响警报,拨打"119",然后想到火灾是否足够小? 你是否有足够的信心和技巧灭火? 如果回答是,请按照下面的步骤进行灭火。

◆确定火势在小范围内(如废物篮)而没有蔓延到附近地方。

◆确定你身后是安全的,而且有清楚的出口,或不会蔓延封锁你的退路。

◆确定你运用了合适类型及型号的灭火器。

◆灭火器的使用准备(包括拉开弦轴,不要闩上或者挤压底部和杠杆)。

◆将灭火器和喷嘴对准火焰根部。

◆紧握手柄,释放灭火物质。

◆用灭火器对准火焰根部由近及远并左右晃动扫射,向前快速推进,直到火焰全部熄灭。

◆注意观察火势是否复燃,如果复燃就重复上述步骤。

当你清楚这些基本步骤的同时,也要了解各种类型的灭火器在使用方法上的差异。建议你参加消防训练,在受过正规消防队员的技术指导下,学习使用灭火器。

下面物质引起火灾时,应该正确选择什么灭火器灭火?

火灾情况	泡沫灭火器	二氧化碳灭火器	干粉灭火器	气体灭火器
酒精失火				
电动机短路失火				
零件清洗池失火				
油棉纱失火				
发动机排气失火				
汽车大梁焊接失火				
零件包装箱失火				
电器实验台失火				

活动4 实施灭火器程序

1. 请你观察车间或模拟车间的灭火器,说明以下问题:

  (1)灭火器放置的位置:_____

  (2)灭火器的类型:_____

  (3)灭火器灭火的原理:_____

  (4)灭火器的安全使用期限:_____

2. 按照灭火器使用说明书进行灭火实习。

3. [案例4.3]

   2004年3月22日下午13:00,焊工李永对一辆二级保养车实施焊接右前挡板作业,而当时保养车右前面摆放着装有清洗零件剩余的油底壳,焊接过程火花飞入油底壳产生燃烧,同时李永在慌乱中把油底壳倒扣,使火苗溅到自己的脚上。造成李永脚部轻度烧伤。

   请问你如何实施灭火?

   确定燃烧的物质:

   _____

   灭火考虑的因素:

   _____

   你认为正确的灭火过程:

   _____

   _____

   _____

   _____

   _____

4.5 了解事故报告程序和填写事故调查报告

下面介绍的事故调查程序适用于职业内部范围内的事故(事件)报告、调查和处理。

由于工作场地可能发生许多事故。因而,所有的工厂里都要求填写事故报告。

你应该填写的事故报告内容如下:

▶ 事故发生的时间。

▶ 发生了什么及怎样发生?

▶ 事故发生的位置。

▶ 你工作中个人行为的细节。

▶ 事故详情。

4.5.1 填写事故报告的原因

1)事故报告是职场健康安全管理体系程序文件中的一个合法要求。应上报的事故包括:死亡、住院申请、手术申请、严重的眼部、头部的受伤、搅发使头皮损伤或者电击。

2)事故报告能够避免类似事故的再次发生。例如,小事故的报告调查能阻止同样或类似环境中大事故的发生。

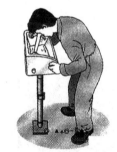

图4.12 眼部清洗

3)事故报告能够确认平时没有注意到的不安全的趋势或形式。例如,一个人遭受眼部受伤的一系列事故,暗示了健康安全指南应该建立减少眼部伤害事故的发生地方。

4.5.2 填写事故报告目的

事故报告是确认和控制潜在的安全危险的重要工具。事故报告的目的不是找问题来推卸责任,而是确认事故的发生原因,以此来控制和避免这方面事故的再次发生。

4.5.3　对事故的立即回应

如果你亲临事故发生或者在事故发生后迅速到达现场,你所做的第一件事情就是评估你自己和其他人的危险情况。即使有人在你之前受伤,也要保证其他人及自己不受伤。当你受伤时,如果你有能力应该尽力采取措施(如熄灭发动机、切断电源)使这个地方安全。

如果你受过急救训练,你应该运用你有限的训练及经验实行急救,而且确定该地方的安全或使其安全。如果你没有受过急救训练,你应该联系其他人或者拨打“120”急救电话,联系救护车。

下一步就是向管理者报告事故。事故报告的程序如下:

1)事故报告内容包括事故发生的时间、地点、单位、简要经过、伤亡人数和采取的应急措施等。

2)发生事故后,当事人或发现人应当立即报告企业负责人。

●发生轻伤事故,应立即报告班组长或安全员。

●发生重伤事故,除报告单位领导外,应立即报告生产处、安全处和工会,并在 24 h 内报告上级主管部门。

●发生死亡事故,除按上级要求进行报告外,安全处应在 2 h 内向当地劳动部门、监察部门和工会组织报告。

3)重、特大事故发生后,在报告的同时,应按《应急准备和响应程序》要求开展救援工作,防止事故扩大。

4)当单位员工确认患有职业病后,保健站负责填写职业病报告,安全处备案,并按有关规定上报当地行政主管部门。

4.5.4　事故报告与调查

按照 GB/T 28001—2001《职业健康安全管理体系规范》标准要求的事故报告形式来报告日常事故,其事故报告形式所包含的因素如下:

●伤者的名字及联系资料。

●事故的日期和时间。

●事故发生的位置。

●事故是否有目击者。

●伤者的受伤部位。

●接受过什么样的急救。

●事故发生时,伤者在做什么?

●事故是怎样发生的。

●是否有危险条件导致事故了?

●是否做过确保事故不再发生的行动,并且行动者是谁?

在这些要素报告完后,让伤者或者负责人签名,这份报告根据事故的性质被送到各级相应的安全组织机构。

1)轻伤事故及一般事故由所在单位主管领导负责组织有关人员进行调查,并于3日内将调查报告报安全处或公司其他职能部门。

2)重伤事故由管理者代表或其指定人员组织生产、技术及安全等有关人员以及工会成员参加的事故调查组进行调查。

3)死亡事故由单位主管、单位主管部门会同上级劳动部门、公安部门、监察部门及工会组成的事故调查组进行调查。重大死亡事故,应按《企业职工伤亡事故报告和处理规定》进行调查。

4)非伤亡的重大、特大事故由管理者代表组织有关安全、生产、设备、技术、工会和保卫等部门组成事故调查组进行调查,并在10日内写出《事故调查报告》(见表4.1),受伤职工填写《工伤职工事故伤害报告表》(见表4.2)。

5)安全处负责组织职业病原因的调查工作,必要时成立调查组。对职业病的发病原因、病情、防范或应急措施等提出书面报告,报告应在30日内作出,报管理者代表、最高管理者或上级主管部门。

表4.1　事故调查报告

事故发生时间		地　点	
人员伤亡及经济损失:			
事故发生经过:			
事故原因及性质:			
处理意见和建议:			
防范措施:			

续表

调查组成员签名:	
	年　月　日

填报人：　　　　　　　　　　　　　　　　　填报日期：

表4.2 工伤职工事故伤害报告表

单位名称		法定代表或主要负责人姓名	
单位性质		是否参加工伤保险	
单位地址		邮政编码	
受伤害职工姓名		性　别	
身份证号码		参加工作时间	
工　种		用工形式	
事故发生时间		事故发生地点	
伤害部位		伤害程度	
事故发生经过及结果	负责人签名 年　月　日		
就诊医疗机构名称及初步诊断意见	负责人签名 年　月　日		
单位处理意见	单位(签章) 年　月　日		
备　注			

4.5.5 事故处理

在事故调查以后，如果一个或一系列的危险已被确认，下一步应该处理这些危险，只指示怎样处理这些危险是不够的；将处理危险的责任分配给特定的人，设定处理危险的最后期限，定期检查处理危险的程序也是必需的。其具体做法如下：

1）事故调查组提出的事故处理意见和防范措施建议，先由事故单位负责处理，并把处理意见上报安全处或其他主管部门。

2）对于重伤、死亡或非死亡的重、特大事故，管理者代表应组织、主持召开事故现场会，与会人员应包括事故单位相关人及生产、技术、安全、设备和工会等有关负责人。

3）安全处在处理事故时，应按照"三不放过"（找不出事故原因不放过、事故责任人和广大职工受不到教育不放过、没有制订出防范措施不放过）的原则进行，防止类似事故再次发生。制订的纠正与预防措施要通过风险评估，需经过审查后实施。

小资料

［事故调查案例4.4］ 铸造混沙机死亡事故

1. 事故经过

某工厂铸造车间配沙组老工人张某，经常早上提前上班检修混沙机内舱，以保证上班时间正常运行。××××年×月×日7:20，张某来到车间打开混沙机舱门，没有在混沙机的电源开关处挂上"有人工作禁止合闸"的警告牌便进入机内检修。他怕舱门开大了影响他人行走，便将舱门带到仅留有150 mm缝隙。7:50左右，本组配沙工人李某上班后，没有预先检查一下机内是否有人工作，便随意将舱门推上，顺手开动混沙机试车，当听到机内有人喊叫时，大惊失色，立即停机，但滚轮在惯性作用下继续转动，混沙机停稳后，李某与刚上班的其他职工将张某救出，张某头部流血不止，事故发生后做了止血包扎，随车立即将张某送往医院救治，但由于头部受伤严重，经抢救无效于8:40死亡。

2. 事故原因

1）张某进入混沙机检修，未挂"有人工作禁止合闸"警告牌，是事故的主要原因。

2）配沙工人李某试车前，没有预先检查机内是否有人就推上舱门，致使混沙机的舱门连锁开关安全装置失效，随后又启动混沙机，是发生这次事故的直接原因。

3)车间领导对配沙工人的安全教育不够,执行挂警告牌,并有人监护,不准一人独自作业的制度不严格,职业安全意识淡薄,操作程序失控,存在随意性。

3. 事故责任划分和处理

1)张某在检修混沙机内舱前,未挂"有人工作禁止合闸"警告牌,也没有找人监护,就独自进入机舱,严重违反了《检修混沙机安全技术操作规程》第3条"检修混沙机内舱时,必须关闭电源,打开舱门、在电源开关处悬挂'有人工作禁止合闸'警告牌,并有专人负主要责任。不准一人独自操作"的规定,属于严重违章操作,应对事故负主要责任。鉴于张某已经死亡,对其免于处罚。

2)配沙工人李某安全意识淡薄,上班进入工作岗位后,看到混沙机舱门未关严,理应想到舱内有人,应进行检查。他非但未进行预先检查,反而顺手将舱门推上,导致舱门连锁安全装置失效,随后又启动混沙机,造成事故发生,是事故的直接责任者,根据当地《安全生产事故责任处罚条例》、工厂《安全生产管理考核规定》,对李某开除厂籍查看一年,罚款300元,停发工资,每月发给生活费500元处罚。

3)车间主任刘某,此事故的发生表明车间安全管理不严,职工有章不循。虽然职工工作责任心较强,但对安全存在随意性,导致违章作业,应负主要领导责任。给予行政警告处分,罚款300元,扣发3个月奖金。

4)混沙组长郭某对老师傅爱面子,安全教育不够深入,班组安全管理不到位,应负管理责任,对其扣发当月奖金。

5)车间安全技术员叶某,负责车间安全生产监督管理,这次事故反映出其安全监督管理有所失职,也负有一定管理责任,扣发当月奖金。

4. 事故整改措施

1)召开全厂中层以上干部事故现场会,举一反三吸取教训,开展全厂性的"杜绝三违"活动,纠正侥幸心理,杜绝违章行为,增强职工的安全意识和自我保护能力。

2)建立"加班、值班人员安全教育程序"。以人为本,控制和管理好加班、值班人员在非常规作业中的人身安全。

3)充实《检查混沙机安全技术操纵规程》内容,在进入混沙机内工作时,除了切断电源挂上"有人工作禁止合闸"警告牌外,必须请电工取下保险丝由进入机内的检修人员随身保管,并派人在机外监护,防止事故发生。

4)车间技术股组织对所有混沙机的门机联锁安全控制装置进行检查,保证其灵敏可靠。

5)对混沙机舱门进行改造,加装限制关门机构,由进入机舱维修者控制,否则不能将机舱门关闭,保证连锁开关的有效性。

[事故调查案例4.5]　变速器砸伤脚致残

1. 事故经过

某(男),40岁,机修工,于1990年被位于某区新村3号的红星修理厂个体老板招聘为机修工。于1995年10月10日,在起吊变速器时因铁链支撑位置不当,在起吊1 min后,变速器迅速滑落砸在自己的脚上,致使左脚无法站立。

2. 工伤鉴定结果

事故发生后,王刚被送到附近的市人民医院进行治疗。经医院诊断后确认为:左脚腕、胫骨折;经治疗后,仍存在功能性障碍。

3. 上级劳动主管部门审查意见

根据本人调换工种申请,根据医院劳动鉴定委员会鉴定意见,作出审查结论:同意更换工种,由该修理厂作适当的工种调整。

活动5　填写事故报告

1. 请你阅读小资料[事故调查案例4.4]后,填写完成《铸造混沙机死亡事故》的事故调查表4.1中的内容。

2. 请你阅读小资料[事故调查案例4.5]后,填写《变速器砸伤脚致残》工伤事故伤害报告表,完成表4.2中的内容。

3. 根据你的工作和前面学习的安全知识和技能,结合你的工作岗位。

(1)你应该采取什么安全措施?

_____

_____

_____

(2)遇到具体危险情况,你该怎么办?

_____

_____

_____

_____

(3)发生事故后,你该怎么办?

_____

_____

_____

_____

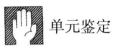 单元鉴定

鉴 定 内 容	肯定回答
你是否完成活动 1～活动 5 及自测题 1,并得到教师的确认	
你是否根据已有程序和预定标准,收集、分析和组织完成资料	
你是否通过标准的精确性和有效性,正确地交流信息	
你是否按计划有组织的活动完成目标	
你是否充分使用学习资源,达到学习目标	

操作完成水平:

　　上述表格中所有项目必须是肯定回答。如果不是,应咨询教师。你可以要求附加有关活动,以便完成要求的操作技能。

教师签字:_____

学生签字:_____

完成日期和时间:_____

单元学习评估

评估方法:学生评估和教师评估。

评估内容:学习效果。

评估表格:现在学生已经完成了这一单元的学习,我们希望学生能对所参与的活动提出意见。请在下表中相应的栏目内打"√"。

评 估 内 容	非常同意	同意	没有意见	不同意	非常不同意
1.这一单元给我很好地提供了……的综述					
2.这一单元帮助我理解了……的理论					
3.我现在对尝试……感到了自信					
4.该单元的内容适合我的需求					
5.该单元中举办了各种活动					
6.该单元中不同部分融合得很好					
7.单元学习中教师待人友善、愿意帮忙					
8.单元学习让我做好了参加鉴定的准备					
9.该单元中所有的教学方法对我的学习起到了帮助的作用					
10.该单元提供的信息量正好					
11.鉴定是公平、适当的					
你对改善本科目后面单元的教学有什么建议?					

致　谢

本套系列教材的编写参考了大量国内外有关书籍和文献资料,谨在此向其作者及资料提供者表示深切的谢意。特别是感谢澳大利亚 BOX HILL, KANGAN BATMAN, HOMESGLEN, SWAM TAFE 学院以及墨尔本皇家理工大学给予我们的帮助;感谢 Allen Medley, Bruce Shearer, Vivien Carroll, Veronica Volkoff, Jane Parry, Geoff Millar, Siegfried Munninger, Stephen Parratt, Warren Wilkinson 等专家的指导。

同时,我们在编写这套教材中,得到了有关部门和企业的鼎力支持。特别是得到了重庆市劳动和社会保障局、重庆市交通委员会运输管理局、重庆市汽车维修行业协会、重庆公交控股集团公司、重庆公共电车公司、重庆渝都丰田特约维修站、成都空军汽车修理厂的技术专家的协助;也得到了重庆工业职业技术学院及相关院校同行们的支持,在此表示衷心的感谢。

编　者
2006 年 9 月

参考文献

[1] 陈宝智编. 安全原理. 北京:冶金工业出版社,1995

[2] 陈全编著. 劳动安全卫生. 北京:法律出版社,1998

[3] 陈全编著. 职业安全卫生管理体系原理与实施. 北京:气象出版社,2000

[4] 陈远桥主编. GB/T 28001—2001《职业健康安全管理体系 规范》理解与实施. 北京:中国标准出版社,2001

[5] 陈全编著. GB/T 28001—2001《职业健康安全管理体系 规范》企业实施指南. 北京:中国计量出版社,2002

[6] 刘铁民主编. 中国职业安全健康管理体系内审员培训教程

[7] 吴宗之,刘茂主编. 重大事故应急救援系统及预案导论. 北京:冶金工业出版社,2003

[8] 吴宗之,高进东. 重大危险源辨识与控制. 北京:冶金工业出版社,2001

[9] 全国注册安全工程师执业资格考试辅导教材编审委员会编写. 安全生产事故案例分析. 北京:煤炭工业出版社,2004

[10] 全国注册安全工程师执业资格考试辅导教材编审委员会编写. 安全生产技术(上、下册). 北京:煤炭工业出版社,2004

[11] 全国注册安全工程师执业资格考试辅导教材编审委员会编写. 安全生产管理知识. 北京:煤炭工业出版社,2004

[12] 陈焱等编. 进城务工教育读本. 北京:中国劳动社会保障出版社,2004

[13] Roy Brooks, Jack Hirst, John Whipp. Vehicle Mechanical, Electrical and Electronic Systems. Printed in Australia by Impact Printing (Vic) Pty Ltd. Brunswick, 1995

[14] 职业安全健康局. 汽车维修工作安全. 香港. Homepage:www.oshc.org.hk.

[15] www.5233.com.cn 中国安全工程师俱乐部

[16] www.Anquan.com.cn 安全文化网